孙光荣释译中藏经

（修订版）

汉·华佗　撰

孙光荣　释译

中国中医药出版社

·北京·

图书在版编目(CIP)数据

孙光荣释译中藏经 / 孙光荣释译. —2 版. —北京：中国中医药
出版社，2018.5（2023.5重印）
ISBN 978－7－5132－4741－2

Ⅰ.①孙… Ⅱ.①孙… Ⅲ.①中国医药学－中国－东汉时代
②《中藏经》－注释③《中藏经》－译文 Ⅳ.①R2－52

中国版本图书馆 CIP 数据核字（2018）第 008485 号

中国中医药出版社出版

北京经济技术开发区科创十三街31号院二区8号楼
邮政编码　100176
传真 010-64405721
廊坊市祥丰印刷有限公司印刷
各地新华书店经销

开本 710×1000　1/16　印张 16.5　字数 234 千字
2018 年 5 月第 2 版　　2023 年 5 月第 2 次印刷
书　　号　ISBN 978－7－5132－4741－2

定价　59.00 元
网址　www.cptcm.com

服 务 热 线　010－64405510
购 书 热 线　010－89535836
侵 权 打 假　010－64405753

微信服务号　zgzyycbs
微商城网址　https://kdt.im/LIdUGr
官 方 微 博　http://e.weibo.com/cptcm
天猫旗舰店网址　https://zgzyycbs.tmall.com

前　言

一、《中藏经》内容简析

《中藏经》，又名《华氏中藏经》，旧题汉·华佗撰。此书历来多认为系后人伪托之作，或疑六朝人手笔，或疑华佗弟子吴普、樊阿依华氏遗意辑录。但本书所具有之学术价值，则为国内外学术界所公认。全书共分三卷，上卷和中卷共四十九论，下卷附方实计六十八道。通览全书，若按其内容区划，则可分为四部分：第一至第二十论为总论，第二十一至第三十二论为论脏腑虚实寒热生死逆顺之法，第三十三至第四十九论为论杂病及决生死法，末则附以救急疗疾诸方。诸论分别详论天地、阴阳、水火、寒热、虚实、脉色、脏腑辨证及痹证、痞证、中风、水肿、脚气、淋证、癥瘕、积聚、痈疽、疔疮等。全书以脏腑脉证为中心，寻求《内经》（《黄帝内经》之简称，下同）《难经》及上古医经中论阴阳、析寒热、分虚实、辨脏腑、言脉证之理，揆诸大旨，融会贯通，发挥蕴奥，最早形成以脉证为中心之脏腑辨证学说，奠定脏腑辨证之基础。且自成体系，具有系统、简明、精辟、实用、完整之五大特点。实乃自《内经》《难经》以降，理、法、方、药俱备之最完整医经，其学术思想之影响，绵延不绝，泽及今世。

二、《中藏经》作者及成书年代初考

《中藏经》始载于宋·郑樵《通志·艺文略》医方下，题曰《华氏中藏经》。陈振孙《直斋书录解题》录为"中藏经一卷，汉谯郡华佗元化撰"。然而，关于本书及其作者之真伪，历代有所考辨而众说纷纭。有疑为邓处中所撰者，如《宋史·艺文志》题为"灵宝洞主探微真人撰"；有疑为六朝人之手笔者，如孙星衍；有统斥为"后人托名之作而又言具有元化之遗意，或为华佗弟子所辑"者，如吕复；有言"虽非元化之书，要其说之精者

1

必有所自者"，如周锡瓒；近人有言其纯属后人抄袭《内经》《难经》诸书而成者；亦有言祖本为华佗早年辑古医经而自撰者。统而言之，乃历代公认其为伪书，或谓真伪杂糅之书，致使《中藏经》沉淹千载。

何以称《中藏经》为伪书？历代考辨之辞千重万叠，归结之则主要依据有五：一为史载华佗之书"火于狱"；二为目录书所载晚见于宋；三为邓处中序荒诞不经；四为书中称述之书名、官名、病名、药名有出自汉后者；五为书中所论有多处与《内经》《脉经》等所言相类似。然，伪巧而难辨，则有真之而伪，伪之而真者，今试考辨之，谨备一说。

华佗之书"火于狱"，乃始自《三国志·魏志》卷二十九，谓"佗临死，出一卷书与狱吏曰：此可以活人。吏畏法不受，佗亦不强，索火烧之"。自此以降，一千六百余年来，誉为"神医"之华佗无书传世遂成历代医家之一大憾事。但稽其史言，仅知华佗索火烧之者惟"一卷"，且亦仅知为"此可以活人"之书，所以"火于狱"之说，尚不可断言华佗绝无遗著传世。《隋书·经籍志》《旧唐书·经籍志》《唐书·艺文志》均分别著录有《华佗方》十卷、《华佗药方》十卷、《华氏药方》十卷，虽题曰吴普撰集，但亦足证华佗身后仍有华氏之书传于世者。

为何《中藏经》直至宋代始见于目录之书？《四部正讹》谓"核之七略，以观其源；核之群志，以观其绪"。因之，固可疑其伪。但如日本人十街信敏《新校正中藏经叙》所言："荆山之璧，由卞和传；丰城之剑，以雷焕闻。盖物隐显，虽自有时，亦俟其人耳。如华佗《中藏经》，是其然矣哉。"以史实观之，《中藏经》可因华佗遭害而隐，而由普阿辗转传出而显。况且，年移代革，兵燹水火，古籍之晚见于目录书者原非少见，后人整理而再传于世者甚多，岂非仅《中藏经》如此？周锡瓒《中藏经·跋》云："世传医书，莫古于《素问》，王冰谓即汉《艺文志·黄帝内经》，然已不合十八卷之数，况后出之书耶？唯求是者信之而已。"

邓处中序自称华佗外孙，虽有《华佗别传》可考其次子邓思之名，但言因梦得书于石函之中，实荒诞不经。或言此乃避祸炫技之笔，但序中述及华佗"性贪，不悯生灵"及"果为魏所戮"等语，绝非"外孙"之所言，且序末以干支纪年不著岁时亦有违古之历律，所以其伪甚明。今考周锡瓒

跋云:"余得旧抄本,前后多缺,无序文目录并楼公跋,且避高孝两朝讳,疑即攻媿所校本。"足证本书始本无序。本次释译所引赵孟𫖯手写本亦无序,是否赵孟𫖯因其序文怪诞而不录?不然。孙星衍序云:"赵写本旁注有高宗孝宗庙讳,又称有库本陆本异同,是依宋本手录。元代不避宋讳,而不改其字,可见古人审慎阙疑之意。"由此可见,邓处中序当疑后世据《华佗别传》托邓处中之名而为之,非原书之序也。且邓序之托伪,非《素问》《灵枢》《本经》等因尊古贱今而托名以入其说,而是借名托梦以神其书而羼入赝作,此即所谓借真售伪者,与古贤之托名者有霄壤之别,所以邓序之伪诚可反佐《中藏经》之真。

《中藏经》四十九论中确以三种方式引用"金匮"之名,分别为"金匮""金匮至真要论""金匮大要论",但并非王洙得自馆阁蠹简中之仲景《金匮要略》。考《素问》第四十六《病能论》谓:"《金匮》者,决死生也。"可见其为诊断专书。而《内经》引用《金匮》《大要》之名颇多,与《中藏经》所引均非仲景《金匮》之言。日本人奈须恒德曾注云:"按《金匮》文不见《内经》,盖古医经也。"宽保本亦有眉批云:"盖上古《内经》有之,而今脱乎?"前贤之见甚明。至于书中官名、病名、药名有确出自汉后者,且大多为北宋末、南宋初之方药。但本次释译曾初探平津馆本附方及周本附方,经用赵本校勘,其药名出自汉以前之方,初步可界定六十道方,此则足证《中藏经》祖本非伪,而因后人转抄续貂,所以真伪相杂。今观孙本所存六十八方,竟无一方见于《肘后》(《肘后备急方》之简称,下同)《千金》(《备急千金要方》之简称,下同)《外台》(《外台秘要》之简称,下同)者,而元化已见于《千金》《外台》之八道药方,反不见于《中藏经》,此固可言其伪迹显然,亦可言其别有所自。其中明目丹、扁鹊玉壶丹、破棺丹等,遗留六朝服饵金石之痕甚明;治尸厥卒痛方、三不鸣散、太上延年万胜追魂散、治虫毒方等,亦皆具方士之风。六十八方大多用药诡奇,制法独特,用法稀异。且第一至第十论,骈散兼行,文风绮丽,六朝之笔法尤著,故以其部分论与方而言之,孙氏所称"疑是六朝人手笔"之语不谬。

《中藏经》所谓与《内经》《脉经》《千金》相类似之言者,约占三分之一,若据此则断言全由后人抄袭而成,窃以为有失公允。盖上古医经至唐代王冰整理《素问》时尚可见到《金匮》《大要》等遗篇,张仲景、王叔和、孙思邈著述亦均有所撰用,与仲景同时代之华佗亦自可阅及,惟各自所见之抄本有别,或各自采撷之内容及各自熔铸之方法不同而已。举如张仲景撰用之"并平脉辨证"而创六经辨证大法,以成《伤寒杂病论》;王叔和撰用之则类例相从,以成《脉经》;孙思邈撰用之则"删裁繁重",以成《千金》。华佗当亦可撰用之,创脏腑辨证之体系,以成《中藏经》,即以脏腑脉证为中心,将上古医经及《内经》《难经》中杂于诸篇之诊病疗疾之内容系统归纳,熔铸己见,使脏腑辨证理论得以初步系统化、条理化,而终于奠定中医学脏腑辨证之基石。

今列举诸家之说,综合考证,结合《中藏经》完整、系统、简明、精辟、实用之五大特点,仅能初步论断如次:

其祖本可能为华佗所撰,至少可认为存有华佗遗作片断;其书经后人整理、增附,且非出自一时一人之手。今之传本所据者,大约成书于六朝之时,始传世之际,即北宋末、南宋初,又再次有所增附,遂成是书。

因是书首题汉·华佗撰,故将华佗生平考略于后:

华佗,字元化,沛国谯人,即今安徽省亳州市人。历代相传为东汉时期之大医家,誉为神医。首创麻沸散,崇为中医外科鼻祖。但其生卒年代莫可确考。今能据以考证之正史,仅陈寿《三国志·魏志》及范晔《后汉书·方技列传第七十二下》,而据以考证华佗生卒之年者,亦仅有七处:其一,游学徐土,兼通数经。其二,沛相陈珪举孝廉,太尉黄琬辟,皆不就。其三,时人以为年且百岁而貌有壮容。其四,(佗死)乃后爱子仓舒病困,太祖曹操叹曰:吾悔杀华佗,令此儿强死也。其五,广陵吴普,彭城樊阿,皆从佗学。其六,普施行之(五禽戏),年九十余,耳目聪明,齿牙完坚。其七,阿从其言(久服漆叶青黏散),寿百余岁。

上述七处,乃正史所留之记载。其中犹可据者为二:一是以仓舒之死可逆推华佗卒年之下限,盖曹操因其爱子强死而悔杀华佗,则华佗死于仓舒之前无疑;二是以华佗卒年可逆推其生年之上限,盖"年且百岁"者,即谓寿近百岁也,而九十六岁以上则可言近百岁。其余五处则可为之佐证。

今考《三国志·邓哀王冲传》云:"建安十三年五月甲戌童子曹仓舒卒。"故华佗卒年之下限可定为约建安十二年,即约公元207年。由此反推华佗生年上限约为汉安帝刘祜永初四年,即约公元110年。

再考《三国志·魏志》,陈珪为沛相,时在汉献帝刘协兴平元年,即公元194年;黄琬为太尉,时在汉献帝刘协永汉元年,即189年。故"沛相陈珪举孝廉,太尉黄琬辟,皆不就",当在公元189年至194年,此时华佗已年越八十,虽华佗"本作士人,以医见业,意常自悔",但此时年事已高,则无意于功名仕途,甚合常情,且其时已以医道而显,故陈珪、黄琬之举辟皆不就,亦符事理。吴普、樊阿皆从佗学,故吴普、樊阿之年岁亦可作为考据华佗生卒年限之佐证。据李贤《后汉书注》引《华佗别传》云:"吴普从佗学,微得其方,魏明帝呼之,使为禽戏。普以年老,手足不能相及,粗以其法语诸医。普今年将九十,耳不聋,目不冥,牙齿完坚,饮食无损。"而魏明帝在位为公元226年至239年,召见吴普当在此13年之内,若以明帝晚年欲延寿而召普为禽戏,则可拟召见之期在青龙五年,即公元237年左右,此时普年已近90岁,则普约生于公元146年,小于华佗36岁左右,与史实甚相吻合。

由此,可初定华佗约生于公元110年,约卒于公元207年,享年约97岁。

三、《中藏经》对脏腑辨证理论发展之贡献

鉴古观今,医籍传世与否,自当首重学术价值。若学伪术伪,则虽非伪托亦终不传;若学真术真,则虽伪托亦终不可不传。《中藏经》因伪托之名蒙尘千载而终传于世者,盖其学术思想渊源于《内经》《难经》,而又以脉证形气决生死,以脏腑辨证为中心独树一帜,而其著称于世者,乃《中藏经》在脏腑辨证理论发展中之创新卓见。纵观之,《中藏经》对脏腑辨证理论发展主要有如下三大贡献:

(一)新释"三焦学说"

三焦之名称,始见于《素问·灵兰秘典论》;三焦之论争,源起于《难经·二十五难》。其歧义在于三焦之名实与功能。历代医家各陈己见,大略而言之则有:《难经·二十五难》之"无形"说,《难经·三十一难》之

"部位"说，宋代陈言之"有形"说，明代虞抟之"腔子"说。继之，清代则又有唐宗海之"油网"说，张杲之"右肾下脂膜"说，沈金鳌之"匡廓"说，章太炎之"淋巴系统"说等迄今无有定论。若言三焦之功能，则初谓为决渎之官、中渎之腑，主司水道，强调与膀胱之关系至为密切；继而谓上焦如雾、中焦如沤、下焦如渎，强调化气与行水之功能。

《中藏经·论三焦虚实寒热生死逆顺脉证之法第三十二》则阐明："三焦者，人之三元之气也，号曰中清之腑，总领五脏六腑、荣卫经络、内外左右上下之气也。三焦通，则内外左右上下皆通也。其于周身灌体、和内调外、荣左养右、导上宣下，莫大于此者也。又名玉海、水道。上则曰三管，中则名霍乱，下则曰走哺，名虽三而归一，有其名而无形者也，亦号曰孤独之腑。而卫出于上，荣出于中。上者，络脉之系也；中者，经脉之系也；下者，水道之系也，亦又属膀胱之宗始。主通阴阳，调虚实。呼吸有病，则苦腹胀气满，小腹坚，溺而不得，便而窘迫也。溢则作水，留则为胀。足太阳是其经也。"上述之论，力主无形而可分部位，此则宗《素问》《灵枢》之原旨而又不悖《难经》之本意。由此可以认为：中医学定名"三焦"，初始之意乃包罗诸脏而分为上、中、下三部，因其功能"泻而不藏"而归属于六腑，且独立于五腑之外而名"孤腑"；又因基于对其功能之初始认识，而名"玉海"，此即本篇谓之"足太阳是其经也"之由来。随着对其功能认识之深化，知其能主持诸气而内清脏腑，故又名之曰"中清之腑"。上述所论三焦之功能，谓其"总领五脏六腑、荣卫经络、内外左右上下之气"，且明确指出"三焦通，则内外左右上下皆通也。其于周身灌体、和内调外、荣左养右、导上宣下，莫大于此"。此种认识与总结，贯古达今，补充、综合、发展《内经》《难经》关于三焦之蕴义，使三焦之名称与功能得以较合理而全面统一。

（二）创新脏腑病机学说

《中藏经·阴阳否格论第六》言："阳气上而不下曰否，阴气下而不上亦曰否，阳气下而不上曰格，阴气上而不下亦曰格。否格者，谓阴阳不相从也。"升降出入乃气机运行的基本形式，气分阴阳，故气机升降即阴阳升降。人生于天地之间，顺乎天地阴阳升降则生，逆之则死。而阴升阳

孙光荣释译中藏经

降方可阴平阳秘,若阴降而不升,阳升而不降,则是阴阳否格,诸病乃生, 进而阴阳离决。故《中藏经》论述脏腑病机之始即明言"否格者,谓阴阳不相从也"。亦即谓气机升降不相顺接。

《中藏经·寒热论第七》言:"人之寒热往来者,其病何也?此乃阴阳相胜也,阳不足则先寒后热,阴不足则先热后寒,又上盛则发热,下盛则发寒。皮寒而燥者阳不足,皮热而燥者阴不足,皮寒而寒者阴盛也,皮热而热者阳盛也。"寒热乃阴阳所化,故辨寒热即辨阴阳,为脏腑辨证之要务,本论以"阴阳相胜"高度概括"寒热往来"实质。阴阳偏胜偏衰,则人体偏寒偏热;阴阳盛衰相胜,则人体寒热往来。此实源于《内经》"阳盛则阴病,阴胜则阳病"之基理。《中藏经》据此而进一步从先后、上下、表里论其相胜之机,其论简而不略。

《中藏经·虚实大要论第八》言:"病有脏虚脏实,腑虚腑实,上虚上实,下虚下实。"虚实乃阴阳之体类,亦病之属性。而虚实之辨,各家所据不同:或以正气盛衰分,或以邪盛正衰分,或以病与不病分,或以气血分,或以痼新分,或以寒热分,或以结散分,或以壅陷分,或以动静分,或以顺逆分,未能划一。《中藏经》以阴阳之病证、以脏腑上下之部位分属虚实之证候,脉络分明,要而不繁。

《中藏经·上下不宁论第九》言:"脾病者,上下不宁。何谓也?脾上有心之母,下有肺之子。心者,血也,属阴;肺者,气也,属阳。脾病则上母不宁,母不宁则为阴不足也。阴不足则发热。又脾病则下子不宁,子不宁则为阳不足也,阳不足则发寒。脾病则血气俱不宁,血气不宁则寒热往来,无有休息,故脾如疟也。谓脾者,土也;心者,火也;肺者,金也。火生土,土生金,故曰上有心母,下有肺子,脾居其中,病则如斯耳。他脏上下,皆法于此也。"上下,乃阴阳之所从,亦脏腑病机变化之定位。《中藏经》以五行学说解释脏腑病机,以脾脏上有心之母、下有肺之子为例,论证一脏受病则累及他脏,谓一脏不安,则上下(母子)不宁,由是则揭示脏腑病机之真谛。

故《中藏经》创新脏腑病机之学说可归结为:阴阳、寒热、虚实、上下。

(三)创立脏腑辨证八纲

《中藏经·论五脏六腑虚实寒热生死逆顺之法第二十一》明言:"夫人有五脏六腑,虚、实、寒、热、生、死、逆、顺,皆见于形证脉气。若非诊察,无由识也。"自第二十一论至第三十二论,集中论述脏腑辨证之纲领,先总论而后分论,每论篇名均冠以"虚实寒热生死逆顺"八字,从而创立脏腑辨证之八纲。

中医学之辨证方法颇多,而以"阴阳、表里、寒热、虚实"为公认之"八纲",此八纲亦公认为辨证方法之基本纲领。究其源起,则孕育于《内经》,滥觞于仲景。方隅《医林绳墨》云:"仲景治伤寒,着三百九十七法,一百一十三方……然究其大要,无出乎表里虚实阴阳寒热,八者而已。"直至明·张介宾《景岳全书·传忠录》,以阴阳二纲统表里寒热虚实"六变",方使八纲成为公认之辨证纲领,且以"阴阳"为其总纲,推演于各种辨证方法,相沿运用至今。世所鲜知者,《中藏经》源于《内经》而异流,以形证脉气为依据,创立脏腑辨证之"八纲",即"虚实寒热生死逆顺":辨病机定性为寒、热、虚、实;辨病势预后为顺、逆、生、死。

《中藏经》自第二十二论至第三十二论均以形证脉气为依据,以"虚实寒热生死逆顺"为纲领进行脏腑辨证。如第二十二论,先述肝之生理,即与胆为表里,其经为足厥阴少阳,旺于春、嫩而软、虚而宽为正常之肝气,弦为肝之正常脉象;次述平脉、病脉;又次述以脉象而分虚实和太过、不及;又次述太过、不及诸证;又次述肝病之脉、证、形、气。以此为据而辨虚实寒热,决生死顺逆,井然有序。凡五脏则有太过不及之辨,凡六腑则仅言脉证而不言太过不及,盖仍本于五行生五脏也。其决生死顺逆,则或言死,或言几日死,或言不治,或言十死不治,或言可治、不妨,或言不治自愈,词确言明。

在论杂病各篇以后,更以"论诊杂病必死候第四十八""察声色形证决死法第四十九"终竟诸论,其决生死法仍以形证脉气为依据,谓"五脏六腑之气消耗,则脉无所依,色无所泽,如是者百无一生"。故两论共列具决死之脉候计116条。

《中藏经》乃以脉证为中心分述脏腑病证之最早著作,创立虚实寒热生死逆顺之脏腑辨证八纲,其诊断思想以形证脉气为依据,此即源于《内经》"有诸内必形诸外"之理。

综上所述,《中藏经》在脏腑辨证理论发展中主要做出三大贡献,其理论至今仍有应用价值,但尚需进一步通过临床研究使其脏腑辨证理论耀古辉今。

四、《中藏经》版本源流考略

《中藏经》因邓序之伪,托名之嫌,致使版本失源而流散。据《四库全书总目提要》及前人、近人之初步研究,确认最早传本为南宋楼钥校本,而楼钥校本乃以闽中仓司本参校陆从老家藏本而成。此后传本之中有一卷本、二卷本、三卷本、八卷本。分卷有别,内容亦有增删,而全书篇次则一。宋·郑樵《通志·艺文略》及陈振孙《书录解题》亦均言宋时之传本即已非一。流传至今之古本,当首推元·赵孟頫手写本。嗣后,历代刻本甚少,流传不广,但其传本系统则甚繁杂,兹列述如次。

(一)宋本直传系统

由宋本直接相传而来,可分为四条支系:

1. 赵孟頫手写本

自宋闽中仓司本传世之后,南宋楼钥获陆从老家藏本,"取而校之,乃知闽中之本未善,至一版或改定数十百字,前有目录,后有后序,药方增三分之二。闽本间亦有佳处,可证陆本之失。其不同而不可轻改者两存焉,始得为善本"(《楼钥跋》)。然此本亦已失传。至元初,有赵孟頫手写本两种,其一失中卷及上卷第一至第九篇,存上卷第十篇(起"性急则脉急")至第二十九篇及下卷"万应丸方"至卷终;其二失第四十八、四十九两篇。此即《中藏经》流传迄今所有传本中最近宋本者,但惜其前者传已散佚,后者传移台湾。1985年笔者多方探访,经原中国中医研究院(现中国中医科学院,下同)胡乃长先生引见昔日上海书贾孙先生,由此追访上海古旧书店王文忠先生,辗转多途,于于上海博物馆有幸获得前一种赵孟頫手写本(卷子本)。卷首题记曰:"松雪老人楷书:华氏中藏经,上下两卷。张药房题诗,谢兰生温遂之题记。毕秋驷、黎□、黄其勤、□□老考藏。"(标点系笔者所加,下同)卷末小识云:"松雪小楷多以姿媚胜,此卷用笔朴老，兼具飞动之势，全是唐人家法，故知名贤手笔，无美不备，不可以一格限也。舟山黄其勤观并识。"后附张药房先生题句（里甫谢兰生补录）及跋云："今观此卷，是规摹唐人写经体，与平时笔意稍别。"卷后题为"嘉庆甲戌五月七日里甫跋"。卷尾具明"华氏中藏经上下二卷，赵松雪真迹。得于周文甫妹夫者，怡可侄入京，举以为赠。道光八年岁戊子冬十有一月，二楼楼长记"。目前，有从书法艺术角度疑为仿写本者。张药房先生题句中有"此经仅存赖此迹"之句，里甫跋中亦曰："赵学士言，一日可写万字，又云赵魏公书，人但知自魏晋中来，晚年则稍入李北海耳。尝见千字文一卷，以为唐古人字，绝无一点一画似公法度，阅至后方知为公书。"又曰："药房先生晚年专学此贴，当临一本遗友人。"故即使为仿写本亦绝不影响其校勘价值。此乃宋本直传系统中第一支系——赵写本之存佚及其此次其一复出之始末。赵本分三卷，无邓序。

2.《古今医统正脉全书》本

《古今医统正脉全书》本，明·吴勉学校刻（鲍士奇同校）。为八卷本，其中又有八卷一册、八卷二册、八卷三册、八卷五册之别，有邓序。八卷一册有万历版（载《续中国医学书目》）、民国版（载《中国医学书目》）。八卷二册有万历版（载《续中国医学书目》）。八卷三册有明版（载《续中国医学书目》）。八卷五册有日本宽保二年刊本（堀元厚鉴定，吉冈玄昌训注，载《中国医学书目》）。嗣后，本系统有上海书局刊本、徐舜山刊本、冯烘记刊本、文瑞楼石印本、千顷堂石印本、蜚英书局石印本。

1982年，笔者搜求自湖南中医学院（现湖南中医药大学）图书馆藏道光十四年永德堂何尤瑛手抄本，此手抄本乃据医统本所录，字迹清晰，笔画秀丽，全书无缺，惜其多处为蠹所伤。又自成都中医学院（现为成都中医药大学）凌一揆教授（已故）家藏中求得亡名氏手抄本，此手抄本乃据徐舜山刊本所录，完整无缺，足见流传至日本及我国民间者以此系统之版本较多。

3. 明·江澄中刊本

此刊本载于《孙氏书目·内篇》卷二及《四库书目·邵注》卷十，为三卷本，已佚。然据日本冈西为人称："按明版《医统正脉本·卷八》末有木记曰：青莲山人江中澄重校师古斋，又卷二末、卷四末并云：新安陈正道抄本，吴勉学校刻，而江吴两刊之关系，今不可考，其江中澄、孙氏以下诸家著录，并作江澄中，今尚未知孰是。"

4. 清·周锡瓒重订本

此刊本有二卷二册（载《聿修堂藏书目录》），有三卷一册（载《宝素堂藏书目录》）。周锡瓒跋云："余得旧抄本，前后多缺，无序文目录并楼公跋，且避高孝两朝讳，疑即攻媿所校本。因取新安吴氏刻本补其缺……然已与吴本迥别矣。"1983 年，笔者自中国中医研究院图书馆搜求得一朱批之八卷本。卷首、卷二末、卷四末及卷尾题记均与冈西为人所称相同，惟扉页题曰"周锡瓒本以朱笔校之"，卷末题曰"丁卯九月庚申校奈须恒德"。且于南京中医药大学图书馆搜求得到周锡瓒本（扫叶山房本），奈氏所校皆然。周锡瓒本源于楼钥校本，属宋本直传系统。瓒本堪称珍本。

(二)赵本辑合系统

清·孙星衍先后获两种赵孟頫手写本，"前后二本，校勘明本，每篇脱落舛误，凡有数百字，其方药名件、次序、分量，俱经后人改易，或有删去其方者。今以赵写两本为定"（《华氏中藏经·孙序》）。故本系统之传本乃孙氏将赵孟頫两种手写本辑合而成，收入《平津馆丛书》，有阳湖孙氏刊本、朱氏翻刻平津馆丛书本、商务印书馆及人民卫生出版社据平津馆丛书印行之单行本，为三卷本。

(三)赵本发展系统

清·周学海校本，附"内照法"，收入《周氏医学丛书》，有光绪辛卯自刊竹纸本、《中国医学大成》复刊本、商务印书馆排印本。周学海序云："又有内照法一卷，云出于华氏，此必有所据，《脉经》曾引用之，但不言出自佗耳。今于前三卷悉遵孙本，其间字句错落，为检《内经》《脉经》，略加补注于各篇之末；其高宗、孝宗庙讳字样，悉改用本字，以从其实；坊本方三卷，题为附方，并内照法附刻于后，以别于孙本焉。"显见周本始由赵本发展而来，亦即自赵本加坊本、内照法而成。

笔者自 1980 年代初，即从先师李聪甫研究员及师兄刘祖贻研究员潜心研究华佗及其《中藏经》，执笔《中藏经校注》《中藏经语译》，承蒙国内外诸多学者之指导，受益良深。嗣后，北京崔月犁传统医学研究中心，在此基础上，进一步深化，加强医理注释及语译，以广交流与应用。2014年，应中国中医药出版社之邀释译《中藏经》，一书集校注和语译两用，此次应国家中医药管理局全国优秀临床人才研修项目之研修人员阅读医药古籍之需要，在以往版本基础之上，结合近年研究之心得，予以修订、增删。

中医古籍实为中医药学术继承与创新之源泉，然释译中医药古籍亦为艰辛倍有之研究。《中藏经》校注曾三历寒暑，虽数易其稿，反复推敲，但由于水平所限，且由于千百年来历代医家对《中藏经》未曾深垦精耕，因而谬误之处，殊为难免，尚祈方家不吝指正。

孙光荣谨识

2018 年 2 月

凡　例

一、本次释译以李聪甫研究员主编、刘祖贻研究员协编、孙光荣执笔之《中藏经校注》《中藏经语译》（人民卫生出版社出版，1990 年 8 月第 1 版）为基础，进一步精释、精译而成，着重加强中医名词术语之注释，以利全国优秀临床人才研修以及国际交流。

二、本书校刊所用之底本、主校本、参校本、旁校本分列如下：

1. 底本　清嘉庆十三年（公元 1808 年）太岁戊辰春平津馆孙氏刊版，即孙星衍点校本，简称"孙本"。

2. 主校本　其一，元·赵孟頫手写本（上卷第十篇"性急则脉急"至第二十九篇及下卷"万应丸"至卷终），简称"赵本"；其二，清·乾隆五十七年（公元 1792 年）周锡瓒点校本（扫叶山房本），简称"瓒本"。

3. 参校本　其一，光绪丁未年（公元 1907 年）重印朱氏校刊《古今医统正脉全书》本，简称"医统本"；其二，日本宽保二年（公元 1742 年）刊本，简称"宽保本"；其三，光绪庚辰年（公元 1880 年）徐舜山校刊本，简称"徐本"；其四，光绪辛卯年（公元 1891 年）周学海校刊本，简称"周本"。

4. 旁校本　其一，《黄帝内经素问》，人民卫生出版社 1963 年 6 月第 1 版；其二，《灵枢经》，人民卫生出版社 1964 年第 1 版；其三，《难经》，人民卫生出版社 1979 年第 1 版；其四，《脉经》，人民出版社 1956 年影印元代广勤书堂刊本。

三、本书之校勘原则与方法为四校合参，以对校、本校、他校为主，理校为辅。出校以"本善结合"为原则，在全面、周密、细致勘同录异基础上，订讹补阙，厘定是非。具体处理方法如下：

1. 凡孙本与校本互异之处，属孙本是、校本非者，概不出校；属孙本显误而校本是者，据改之后出校；属校本义长，可改可不改者，不改，出校列出校本字样，并示明"义长"；属是非难定者，不改，出校列出校本字样，或同时示明"疑是""疑误""可从""可参"。

2. 凡孙本避讳字,如"孝宗庙讳"之"慎"字,"高宗庙讳"之"构"字,悉恢复本字,以从其真,并出校说明。

3. 凡孙本中之异体字,则以正体字律齐。原文、注释均采用繁体字。

四、本书之释义以"字求其义、句索其旨"而直解原文,以疏通医理为目的。力求解释疑难而避免求深反晦,力求阐明原旨而避免以古律今。具体处理方法如下:

1. 凡难解、意晦之词目,概予出注。

2. 凡中医药名词术语之注释,先列该名词术语所属范畴,次注明首见出处,再予以注释。若有重要之歧说者,一并列举。凡同一名词术语,只注首出之处。术语之注释主要参阅《中医大辞典》(人民卫生出版社,1983 年 5 月第 1 版)、朱文锋主编《实用中医词典》(陕西科学技术出版社,1992 年第 1 版)等。

3. 凡因音义有歧而影响对原文理解之字词,必予注释。

4. 凡古今字、通假字之易于识别者,则不一一出注,较生僻、易混淆、易致疑致惑者,则予出注。

五、本书之今译以信、达、雅为原则。"信"以忠于原文,"达"以沟通古今,"雅"以词达意顺,译文力求"段段相合、句句相符、词词相应"而完整再现原著内容与风格。具体处理方法如下:

1. 对应 凡古今句式基本一致者,遵照原文句式将应译之词用以该词为语素之现代双音节词或多音节词译出。凡中医药名词术语已经注释者,译文中保留原词。凡现代汉语中已不使用之虚词如发语词等则不予译出。

2. 替换 凡古今词义差异明显者,换以现代汉语中可以替代之词语译出。

3. 调整 凡古今句式差异明显者,按现代汉语语法调换词序译出。

4. 增补 凡因古今语法差异而致原文可缺而译文不可缺之处,在该句中适当增补字词译出。

六、本书原文系以底本为基础经勘误订讹而成。每卷之首底本所题

"华氏中藏经"及原点校者孙星衍之名衔均予保留。但鉴于本书非华佗
原撰,故本书径以"孙光荣释译中藏经"为书名。底本中原有双行小字夹
注,改成单行小字予以保留。凡底本原无之序跋、药方概不补入,以求最
大限度保持原书原貌。凡原书组方中涉及封建迷信之处,概加按语
说明。

目　　录

重校华氏中藏经序

《華氏中藏經》見鄭樵《通志·藝文略》，爲一卷。陳振孫《書録解題》同。云：漢，譙郡華佗元化撰。《宋史·藝文志》華氏作黄，蓋誤。今世傳本有八卷，吳勉學刊在《古今醫統》中。

余以乾隆丁未年入翰林。在都見趙文敏[1]手寫本。卷上自第十篇"性急則脉急[2]"已下起，至第二十九篇爲一卷；卷下自"萬應圓"藥方至末爲一卷；失其中卷。審是真迹，後歸張太史錦芳，其弟録稿贈余。又以嘉慶戊辰年乞假南歸，在吳門見周氏所藏元人寫本，亦稱趙書，具有上、中、下三卷，而缺"論診雜病[3]必死候第四十八"及"察聲色形證决死法第四十九"兩篇。合前後二本，校勘明本，每篇脱落舛[4]誤，凡有數百字，其方藥名件、次序、分量，俱經

《华氏中藏经》首先出现在郑樵《通志·艺文略》中，记作一卷。陈振孙《书录解题》所录相同。认为该书系汉代谯郡人华佗，字元化所撰。《宋史·艺文志》中把华氏写作黄氏，这是错误的。现在的通行本有八卷，吴勉学刊刻在《古今医统》中。

我在乾隆丁未年（公元1787年）入职翰林院。在京都见到赵文敏的手写本。卷上自第十篇"性急则脉急"以下起，至第二十九篇为一卷；卷下自"万应丸"药方至书末为一卷；没有这部书的中卷。考这一写本确是赵文敏的手迹，后来收藏在太史张锦芳家，他的弟弟誊录了这部书稿赠给我。另外，我在嘉庆戊辰年（公元1808年）告假返回南方时，在吴门见到周家所藏的元朝人的手写本，也署称是赵公手书，具有上、中、下三卷，但缺"论诊杂病必死

後人改易，或有刪去其方者。今以趙寫兩本爲定。

注：

[1]趙文敏：即趙孟頫。

[2]脈急：急，疾也。即疾脈。脈象名。現首見於《靈樞·玉版》。指脈來急速的脈象。特徵爲每一次呼吸脈動七至八次。多主陽及陰竭、元氣將脫的危急病證。此指性格急躁者的脈象一般較急速。

[3]雜病：原爲《靈樞》的一個篇名，論述厥氣上逆、喉痹、心痛、癇疾、耳聾、鼻衄等病，此泛指除外感病以外的種類繁多的病證。

[4]舛：chuǎn，音"喘"，錯。

候第四十八"及"察声色形证决死法第四十九"两篇。合观前后两个赵写本，校订勘比明朝的版本，发现明本每篇脱漏错误通常有数百个字，其中的方药名称、味数、次序、分量，都经过了后人的改动移换，甚至有删去原来药方的。现我用赵文敏的两部手写本校订成为定本。

此書文義古奧，似是六朝人所撰，非後世所能假托。考《隋書·經籍志》，有華佗觀形察色并三部[1]脈經一卷，疑即是中卷"論診雜病必死候"已下二篇，故不在趙寫本中，未敢定之。鄧處中之名不見書傳，陳振孫亦云：自言爲華先生外孫，稱此書因夢得於石函，莫可考也。序末稱"甲寅秋九月序"，古人亦無以干支紀歲不著歲字者，疑其序僞作。至一卷、三卷、八卷分合之異，則後人所改。趙寫本旁注有高宗、孝宗廟諱，又稱有庫本、陸本異同，是依宋本手錄。元代不避宋諱，而不更其字，可見古人審慎闕疑之意。

这部书文辞义理古朴深奥，似乎是六朝时期的人所撰，不是后世所能够假托的。考《隋书·经籍志》，载有华佗观形察色及三部脉经一卷，看来就是中卷"论诊杂病必死候"以下的这两篇，所以未载赵写本中，但不敢最后确定。邓处中的名字没有见到在史书传记中记载，陈振孙也说过：邓处中自称是华佗先生的外孙，说这部书是由于梦兆启示从石匣中得来的，这就无法考证。邓序的结尾记为"甲寅秋九月序"，古人没有只用干支记载年份而又不注明年号的，据此怀疑此序是伪作。至于这部书有一卷本、三卷本、八卷本的

注：

[1]三部：遍身诊脉法的上、中、下三个部位。上，头部；中，手部；下，足部。後世亦称手部脉寸、关、尺为三部。

卷次分合上的差异，那是后人所更改的。赵写本的旁注中有高宗、孝宗庙讳，又记载有库本、陆本的异同，这是照宋本抄录。元代不避宋朝的讳，写本中没有改动原来的字样，可以显示古人精审慎重、不留疑惑的深意。

此書四庫書既未錄存，又兩見趙寫善本，急宜刊刻，以公同好。卷下"萬應圓"等，皆以丸散治疾而無湯藥。古人配合藥物分量，案五藏五味[1]，配以五行生成之數[2]。今俗醫任意增減，不識君臣佐使[3]，是以古人有不服藥爲中醫之嘆。要知外科丸散，率用古方分量，故其效過於內科，此即古方不可增減之明證。余所得宋本醫學書甚多，皆足證明人改亂古書之謬。惜無深通醫理者與共證之。

注：

[1]五藏五味：中醫術語。意即五藏與五味相合，即苦入心，甘入脾，辛入肺，咸入腎，酸入肝。

[2]五行生成之數：即金、木、水、火、土之氣在天地之間運行，分爲屬陽的生數和屬陰的成數，生數和成數相合才能產生萬物的運動。生數是天一生水，地二生火，天三生木，地四生金，天五生土。成數是，地六成水，天

这部书《四库全书》既没有收录保存，现在又两次见到了赵文敏手写的善本，应该尽快刊刻，让和我一样喜读方书的人看到此书。这部书卷下"万应丸"等，大都用丸剂和散剂治病而没有汤药。古人配伍、组合药物及分量，是按五味、五脏、五行生成的规律来配合的。现在的庸医任意增减，不懂得君臣佐使的配伍原则，所以古人往往有不服药就算合乎医道的感叹了。应该明白，外科丸剂和散剂，统统照用古方的分量，所以它的效验比内科明显。这就是古方不可增减的例证。我所得到的宋本医书很多，都足以证明明朝人窜改乱刻古书的谬误。真可惜没有深通医理的人和我共同求证。

七成火,地八成木,天九成金,地十成土。這就是五行生成之數。

[3]君臣佐使:中醫術語。現首見於《素問·至真要大論》。意即借用君王、臣相、佐官、使吏的相互關系,比喻方劑組成的基本原則。起主要治療作用的藥物爲君;協助或加强主藥功效的藥物爲臣;協助主藥治療兼證或兼抑主藥毒性的藥物爲佐;引導各藥直達病變部位或調和諸藥的藥物爲使。

　　嘉慶十三年太歲戊辰十月四日

　　孫星衍撰序於安德使署之平津館

　　嘉庆十三年太岁戊辰十月四日

　　孙星衍撰序于安德使署的平津馆

华氏中藏经序

应灵洞主探微真人少室山邓处中撰

華先生諱佗，字元化，性好恬淡，喜味方書。多游名山幽洞，往往有所遇。一日，因酒息於公宜山古洞前，忽聞人論療病之法，先生訝其異，潛逼洞竊聽。須臾，有人云：華生在邇[1]，術可付焉。復有一人曰：道生性貪[2]，不憫生靈[3]，安可付也？先生不覺愈駭，躍入洞，見二老人，衣木皮，頂草冠。先生躬趨左右而拜曰：適聞賢者論方術，遂乃忘歸。況濟人之道，素所好爲。所恨者，未遇一法可以施驗，徒自不足耳。願賢者少察愚誠，乞與開悟，終身不負恩。首坐先生云：術亦不惜，恐異日與子爲累。若無高下，無貧富，無貴賤，不務財賄，不憚[4]勞苦，矜[5]老恤[6]幼爲急，然後可脱子禍。先生再拜謝曰：賢聖之語，一一不敢忘，俱能從之。二老笑指東洞云：石牀上有一書函，子自取之，速出吾居，勿示俗流，宜秘密

华先生的名讳为佗，字元化，素性喜好恬静淡泊，喜爱研读医药书籍。常常游历名山深洞，往往有所奇遇。有一天，因为酒后在公宜山古洞前休息，忽然听到有人谈论治疗疾病的方法，先生惊诧他们的谈论内容奇特，暗暗靠近洞口窃听。一会儿，有人说："姓华的书生在附近，医术可以交付给他。"又有一个人说："听说这个书生素性贪酒，不怜恤生灵，怎么能交付给他呢？"先生听了不觉更加惊骇，跳进洞中，见有两个老人，穿着树皮做的衣服，戴着野草做的帽子。先生躬着身子急急走到旁边拜伏说："刚才听到贤德的人谈论方药医术，于是就忘记回家了。况且，救济民众的事情是我素来喜爱施行的。我所遗憾的是没有遇到一种奇妙的能够取得效验的治法，徒然自感不足罢了。希望贤德的人稍稍体察我这固执

5

之。先生時得書，回首已不見老人。先生懾怯離洞，忽然不見，雲奔雨瀉，石洞摧塌。既覽其方，論多奇怪。從茲施試，效無不存神。先生未六旬，果爲魏所戮，老人之言，預有斯驗。余乃先生外孫也，因弔先生寢室[7]，夢先生引余坐。語《中藏經》真活人法也，子可取之，勿傳非人。余覺驚怖不定，遂討先生舊物。獲石函一具。開之，得書一帙，廼[8]《中藏經》也。予性拙於用，復授次子思。因以志其實。

甲寅秋九月序

此序趙寫本無，似是后人僞作，姑附存之

注：

[1]邇：ěr，音"耳"，附近。

[2]貪：此指食酒。而非"貪婪"。上文有"因酒息於公宜山古洞前"。

[3]不憫生靈：憫，憐恤。生靈，生命。此指動物，而非指人。

[4]悼：怕，畏懼。

[5]矜：jīn，音"今"，通"憐"，憐憫，同情。

[6]恤：體恤。

[7]寢室：寢，睡，臥。此指睡於臥室。有以"先生寢室"後斷句，而解爲"墓室"。

[8]廼：同"乃"。

孙光荣释译中藏经

的诚心，恳求给予开导和启示，我终身不负大恩大德。"坐在正面的先生说："医术倒也不吝惜，只恐未来的日子给你造成负担和困苦。假若你将来无论地位高下，无论贫穷和富裕，无论显贵和低贱，都不求钱财贿赂，不怕劳累和艰苦，将怜悯年老、体恤幼弱作为最紧迫的事，这样做，才可以摆脱你的灾祸。"先生又拜伏着，诚惶诚恐地禀告道："贤德圣明人的教诲，我一一不敢忘记，都能够遵照您说的去做。"两位老人笑着指向洞的东面说："石床上有一个书匣，你自己去取它，快快离开我们的处所，不要将它展示给庸俗的人看，应当秘密地珍藏它。"先生取得这部书，回头却已不见老人。先生心惊胆战地离开山洞，忽然见云雾飞奔，暴雨倾盆，石洞摧毁坍塌。后来阅读这部方书，论述大多诡奇怪异。从那以后施行试验，效验没有不见神奇的。先生没有满六十岁，果然被曹操所斩，老人的预言有着这样的应验。我就是先生的外孙，因而凭吊先生，晚上睡在卧室时梦见先生招呼我坐下，对我说道："《中藏经》真正

6

是使人存活的大法呀,你可以去取它,不要传给不应当得到传授的人。"我醒后惊恐不安,于是就寻求先生的遗物,获得一个石匣子。开启它,取得一套书,就是《中藏经》。我本性不善于施医术,又授给我的第二个儿子邓思。由于上述的原因特地记下得到这部书的来龙去脉。

作序于甲寅年秋季九月

中藏经　卷上

赐进士及第授通奉大夫署山东布政使督粮道孙星衍校

人法于天地论第一

提要:本论为全书之总纲,基于天人相应之思想,简论人与自然之关系,故题曰人法于天地论。

全文分四段:首论人禀天、委地而有形神,因之,人体气机调适与否,取决于天地之气之顺逆;次述天地变化之常以类比人体变化之常;三述人体之异常变化以比拟天地之异常变化;末论人之危厄、死生、动止皆与天地相应,故人之盛衰百病相应于天地变化。

人者,上禀天,下委地。阳[1]以辅之,阴[2]以佐之。天地顺则人气[3]泰,天地逆则人气否[4]。

注:

[1]阳:与天的性质相类的一切事物和现象的总称。如上、气、男、明、热等。

[2]阴:与地的性质相类的一切事物和现象的总称。如下、血、女、暗、寒等。

[3]人气:人的生命活动。此指人的气机。气机是生命活动的内在规律性。

[4]否:pǐ,音"痞",阻塞。

人在上则禀受于天,在下则连属于地。天的阳气来辅助人,地的阴气来滋养人。天地之气调顺,人的气机就调适安和;天地之气逆乱,人的气机就闭塞紊乱。

是以天地有四时五行,寒暄动静。其变也,喜为雨,怒为风,结为霜,张为虹,此天地之常也。人有四肢五藏[1],呼吸寤寐。精

因此天地有四时五行,冷暖交替而动静相作。它们在不断变化,和悦则表现为雨,激愤则表现为风,凝结则表现为霜,开阖则表

氣[2]流散，行爲榮，張爲氣，發爲聲，此人之常也。

注：

[1]五藏：中醫學術語。現首見於《素問·上古天真論》。即心、肝、脾、肺、腎的合稱。又名"五中"。每藏除包含其所具名稱的形藏外，尚有氣藏、神藏之別。氣藏歸於五類生命運動方式，神藏歸於五類生命之神。神藏有藏神的作用，氣藏有藏精氣的作用。藏，孫本作"臟"，以下同。據宋版諸籍，全部恢復爲"藏"。

[2]精氣：中醫學術語。現首見於《素問·通評虛實論》。泛指人體賴以生存和表現生命活力的運動方式。

陽施於形，陰慎於精，天地之同也。失其守，則蒸而熱發，否而寒生，結作瘻瘤[1]，陷作癰疽[2]，盛而爲喘，減而爲枯。彰於面部，見於形體。天地通塞，一如此矣。故五緯[3]盈虧，星辰差忒[4]，日月交蝕，彗孛[5]飛走，乃天地之災怪也；寒暄不時，則天地之蒸否也；土起石立，則天地之癰疽也；暴風疾雨，則天地之喘乏也；江河竭耗，則天地之枯焦也。鑒者決之以藥，濟之以鍼，化之以道，佐之以事。故形體有可救之病，天地有可去之災。

注：

[1]瘻瘤：病名。瘻與瘤的合稱。現首見於本篇。瘻，頸前生長的腫物，俗稱"大脖子

現为虹，这是天地之气变化的常规。人有四肢与五脏，呼吸交替而醒寐相作。精气在流动散布，通畅表现为色泽，开阖表现为呼吸，扬举表现为声音，这是人体精气变化的常规。

阳气施用在于"形"，阴气成合在于"精"，这是天地间共同的规律。违背这种正常的规律，就会暑气上蒸而发生热病，阴气闭塞而发生寒病，气血郁结而成瘻瘤，热气入陷而成痈疽，肺气壅盛而成喘病，肌肉削减而成痿证。这些病变显露在颜面，病证反映在形体。天地之气的通调与闭塞，全像这一样啊！所以，五星的盈满亏虚，星辰的运行差异，日蚀月蚀的交替发生，彗星的飞越奔逝，就是天地的灾变怪异；寒温不依时节，就是天地的蒸发闭塞；土石的高起兀立，就是天地的痈肿疮疽；风雨的狂暴骤急，就是天地

病"；瘤，泛指體表、體內以及筋骨間的贅生物。

[2]癰疽：病名。癰與疽的合稱。現首見於《靈樞·癰疽》。癰，泛指病變範圍廣而層次淺的瘡瘍；疽，泛指病變層次深而又難消、難潰、難斂的瘡毒。

[3]五緯：金、木、水、火、土五星的總稱。現首見於《周禮·春官宗伯第三·大宗伯》。木星即東方歲星、火星即南方熒惑星、金星即西方太白星、水星即北方辰星、土星即中央鎮星。二十八宿隨天左轉稱"經"，上述五星右轉稱"緯"。

[4]星辰差忒：忒：tè，音"特"。指星辰運行不依常軌。現首見於《易·豫》。

[5]彗孛：慧星。俗稱"掃帚星"。現首見於《爾雅·釋天》。孛，bèi，音"貝"。彗，帚。

的喘促乏息；江河的干涸耗竭，就是天地的枯涸焦萎。明察自然變化規律的人，用藥物調整陰陽的失和，用針刺增進疏導的作用，用治道促進平化天地的閉塞，用醫事幫助適應異常的災變。所以，形體有疾病可以拯救，天地有災變可以消除。

人之危厄死生，稟於天地。陰之病也，來亦緩而去亦緩；陽之病也，來亦速而去亦速。陽生於熱，熱而舒緩；陰生於寒，寒則拳急。寒邪中於下，熱邪中於上，飲食之邪中於中。人之動止，本乎天地。知人者[1]有驗於天，知天者必有驗於人。天合於人，人法於天。見天地逆從，則知人衰盛。人有百病，病有百候[2]，候有百變，皆天地陰陽逆從而生。苟能窮究乎此，如其神耳！

注：

[1]者：醫統本、周本此下有一"必"字。疑是。

人的災病生死，稟受于天地。陰邪所致的病，來得緩慢，痊愈也緩慢；陽邪所致的病，來得迅速，痊愈也迅速。陽病生于熱邪，熱邪使人松乏弛緩；陰病生于寒邪，寒邪使人攣曲拘急。寒邪侵襲人的下部，熱邪侵襲人的上部，飲食之邪侵襲人的中部。人的動靜，根源在于天地的變化。認識了人的變化的人，會驗證自然的變化；認識了自然變化的人，必定會驗證人的變化。自然的變化影響于人，人的變化符合于自然。明曉天地變化的順和逆，就能測知人的盛和衰。人有千百種疾病，疾

[2]候:疾病的證候,均爲疾病在外的
徵兆。

病有千百种证候,证候有千百种
变化,这都是天地阴阳的顺与逆
所产生的。如果能彻底探明这些
奥义,那就如同神圣了!

按:"人与天地相应"思想,自《内经》始即已引进医学领域。《素问·宝命全形论》曰:"人以天地之气生,四时之法成。"因而,《素问·四气调神大论》确认:"阴阳四时者,万物之终始也,死生之本也。逆之则灾害生,从之则苛疾不起,是谓得道。"尔后,历代医家均从整体观念出发,无论养生与治病,都强调人必须顺应自然。故"人与天地相应"乃中医理论之主导思想,本书以"人法于天地论"列诸论之前,冠全书之首,可谓开宗明义。

本论以人法于天地为主旨,系统论述如下三点:

一、由于人禀天、委地,则人之危厄死生禀于天地、人之动止本乎天地,故人必须顺应自然变化。

二、由于百病、百候、百变皆天地阴阳逆从而生,故养生治病均必须认识和掌握自然变化之规律。

三、由于天合于人,人法于天,见天地逆从,则知人衰盛,因之,"知人者有验于天,知天者必有验于人"。从而,鉴者决之以药,济之以针,则形体有可救之病;化之以道,佐之以事,则天地有可去之灾。故人能够认识与掌握自然变化之规律。

阴阳大要调神论第二

提要:本论揭示阴阳本质及其运动规律,论述人体顺逆于阴阳变化之生理病理,提出调摄与诊治大法。故题曰阴阳大要调神论。

全文分四段:始述阴阳为死生之本,得阳则生,得阴则死;继论阴阳本质、特性及顺逆盛衰规律,言人能循此,永不湮沉;三论阴病阳病脉候;最后开明阴阳相应,方乃和平,但基于顺阴者多消灭,顺阳者多长生之认识,归结调摄救逆大法为阴常宜损,阳常宜盈。

本论主旨是:阴阳平,则天地和而人气宁;阴阳逆,则天地否而人气厥。并强调钟于阳者长,钟于阴者短。

天者陽之宗,地者陰之屬。陽者生之本,陰者死之基。天地之間,陰陽輔佐者人也。得其陽者生,得其陰者死。陽中之陽爲高真[1],陰中之陰爲幽鬼[2]。故鐘[3]於陽者長,鐘於陰者短。

注:

[1]高真:泛指天上的神仙,此喻陽氣像神仙那樣能賜給人長壽。

[2]幽鬼:泛指地下的鬼魂,此喻陰氣像鬼魂那樣可促使人短命。

[3]鐘:滙聚的意思。

天是阳气的所宗,地是阴气的所属。阳气是生存的本源,阴气是死亡的根基。天地之间,阴气和阳气相辅助的是人。人获得温煦的阳气就能生存,遭受寒冽的阴气就易死亡。阳气中最纯精的阳气称为高真,阴气中最重浊的阴气称为幽鬼。所以,汇聚了阳气的人寿命长,汇聚了阴气的人寿命短。

多熱者陽之主,多寒者陰之根。陽務其上,陰務其下;陽行也速,陰行也緩;陽之體[1]輕,陰之體重。陰陽平,則天地和而人氣寧;陰陽逆,則天地否而人氣厥。故天地得其陽則炎熾,得其陰則寒凜。

注:

[1]體:瓚本此下有"曰"字。

多热的事物以阳气为主体,多寒的事物以阴气为根基。阳气趋于上部,阴气趋于下部;阳气运行迅速,阴气运行迟缓;阳气的质轻,阴气的质重。阴阳之气平均,天地之气就和谐,人的气机也就安宁;阴阳之气逆乱,天地之气就滞塞,人的气机也就厥逆。所以,天地获得阳气就炎热,获得阴气就寒冷。

陽始於子前,末於午後[1];陰始於午後,末於子前。陰陽盛衰,

阳气萌动在农历十一月以前,渐衰在农历五月以后;阴气生

孙光荣释译中藏经

各在其時,更始更末,無有休息。人能從之亦智也。《金匱》[2]曰:秋首養陽,春首養陰[3]。陽勿外閉,陰勿外侵。火出於木,水生於金。水火通濟,上下相尋。人能循比,永不湮沉。此之謂也。

注:

[1]陽始於子前,末於午後:指陽氣始盛於仲冬之前,漸衰於仲夏之後。子,指"建子",即仲冬(農曆十一月);午,指"建午",即仲夏(農曆五月)。

[2]《金匱》:古醫經名。

[3]秋首養陽,春首養陰:指農曆七月宜養陽,農曆正月宜養陰。

發在农历五月以后,渐衰在农历十一月以前。阴气、阳气的盛与衰,各自都在当盛当衰的时节,循环更替着开始,循环更替着衰退,从来就没有休止。人们能够顺应这种变化就很聪明睿智。《金匮》认为秋季开始时调养阳气,春季开始时调养阴气。阳气卫外不要闭塞于表,阴气内守不要向外耗散。火属阳由木所生,水属阴由金所生。水与火通调相济,在上的阳气与在下的阴气相辅相成。人们能够遵循这些规律,就永远不会受病邪侵没。指的就是这个道理。

嗚呼! 凡愚豈知是理? 舉止失宜,自致其罹[1]。外以風寒暑濕,内以飢飽勞役爲敗,欺殘正體,消亡正神,縛絆其身,死生告陳[2]。

注:

[1]罹:lí,音"離",病患。

[2]陳:呈現。

唉! 平庸愚昧的人岂能明白这个道理? 他们的行为举止不与阴阳变化相宜,自己导致了疾病的发生。外因风寒暑湿,内因饥饱劳役,从而造成正气的衰败,欺侮残害自己的身体,消耗灭损自己的精神,灾病束缚羁绊了他们的机体,死亡的征兆就会明显地呈现出来。

殊不知脉有五死,氣有五生。陰家脉重,陽家脉輕。陽病陰脉則不永[1],陰病陽脉則不成。陽

难道不知晓脉有属于五脏的死脉,气有属于五脏的生气。阴病的脉要重按,阳病的脉应轻取。

候多語,陰症無聲。多語者易濟,
無聲者難榮。陽病則旦靜,陰病
則夜寧。陰陽運動,得時而行。
陽虛則暮亂,陰虛則朝爭。朝暮
交錯,其氣厥橫。

注:

[1]永:長久。不永,即不能長久。

阳病出现阴脉生命就不会长久,
阴病出现阳脉疾病就不会加重。
阳病证候是多言多语,阴病证候
是无言无声。多言多语的病证易
于治疗,无言无声的病证难以康
复。阳病早晨平静,阴病夜晚安
宁。阴阳二气的运动,得其时而
行,阳气行于白天,阴气行于夜
晚。阳虚的病人傍晚烦乱,阴虚
的病人早晨加剧。这是因为早晨
和傍晚交错更替的时候,阴阳二
气就错乱横逆。

死生致理,陰陽中明。陰氣
下而不上曰斷絡[1],陽氣上而不
下曰絕經[2]。陰中之邪曰濁,陽
中之邪曰清。火來坎戶,水到離
扃[3]。陰陽相應,方乃和平。陰
不足則濟之以水母[4],陽不足則
助之以火精[5]。陰陽濟等,各有
攀陵。上通三寸,曰陽之神路[6];
下通三寸,曰陰之鬼程[7]。陰常
宜損,陽常宜盈。居之中者,陰陽
勻停[8]。是以陽中之陽,天仙賜
號;陰中之陰,下鬼持名。順陰者
多消滅,順陽者多長生。逢斯妙
趣,無所不靈。

注:

[1]斷絡:此指絡脉不通暢的病證。

生与死的高深道理,可在阴
阳运动中究明。阴气下降而不能
上升称作断络,阳气上升而不能
下降称作绝经。阴中之邪称作浊
邪,阳中之邪称作清邪。火来配
代表水的坎,水来配代表火的离。
属阴的水与属阳的火相济相应,
才能中和与平调。阴不足用属阴
的药物治疗,阳不足用属阳的药
物治疗。阴阳同气相济,各有升
降道路。上部自眉心向后通三
寸,称作阳气布阵的神路;下部自
脐向下通三寸,称作阴气归聚的
鬼程。阴气宜常常减损,阳气宜
常常充盈。处于阴阳二气之中时,

14

[2] 絶經：此指經脉不通暢的病證。

[3] 火來坎戶，水到離肩：坎、離均爲八卦之一。坎代表水，離代表火。肩，jiōng，門戶。離來配坎，坎來配離，都成"暨濟"卦。借此比喻水火相濟，陰陽和調。

[4] 水母：水神的名稱，比喻屬陰的藥物。

[5] 火精：火神的名稱，比喻屬陽的藥物。

[6] 陽之神路：指上丹田。從眉心向後去三寸，腦的正中之處，爲古代養生家煉神之所，是陽氣布陳的道路。因陽中之陽爲高真，所以稱"陽之神路"。

[7] 陰之鬼程：指下丹田。臍下三寸之處，古代養生家煉精之所，陰精歸聚的地方。因陰中之陰爲幽鬼，所以稱"陰之鬼程"。

[8] 居之中者，陰陽匀停：指處於陰陽二氣之中時，則陰陽和匀衡定。

則陰陽和匀衡定。所以，陽中的純陽，賜給高真這樣的天仙稱号；陰中的純陰，持有幽鬼這樣的下鬼名稱。順應于陰的事物大多消亡泯灭，順應于陽的事物大多長久生存。迎合了這種奥妙和旨趣，就没有什么方法不灵验。

按：万物生死，本乎阴阳；养生之秘，和于阴阳；为医之要，调变阴阳。故本论系统析明阴阳性有寒熟，务有上下，行有缓速，质有轻重，盛衰有时，更始有序，因而养生者当重春秋之首，为医者须察逆顺之机。必知脉有轻重之分，候有盛虚之别，证有旦夕朝暮之变化，治有水火济助之盈损。一言以蔽之：阴阳之道，贵在和平；阴阳平衡，方可安宁。此旨与《内经》一脉相承。

本论于《内经》阴阳学说既有所归纳与继承，亦有所创新与发展；其贵阳贱阴思想，影响后世医坛主阳学派甚为深远。

"贵阳贱阴"思想由来尚矣！囊自《周易》即以天地类比而定其贵贱之位，《系辞上》曰："天尊地卑，乾坤定矣，卑高以陈，贵贱位矣。"与老子坤柔守静观点同时渗入《内经》。而后世医家发挥各有侧重，主阴者，以"水善火恶"，泻心火益肾水为宗旨，成河间、丹溪一派；主阳者，以"阳生阴杀"，温补脾肾为圭臬，成元素、东垣一派。而弘扬贵阳贱阴思想者，当推《中藏经》。自此以降，张元素"以扶护元气为主，谓类王道"（杜思敬

《济生拔萃》）；李东垣认为"阳主生故寿"，"阴主杀故夭"（《脾胃论·阴阳寿夭论》）；王好古强调病因为内已伏阴；薛立斋私淑易水，重温补；赵献可特加意于"火"之一字；张介宾则对阳贵阴贱思想发挥之，《景岳全书》谓："凡通体之温者，阳气也；一生之活者，阳气也；五官五脏之神明不测者，阳气也"；"得阳则生，失阳则死；阳来则生，阳去则死；阳惟畏其衰，阴惟畏其盛。"其论更与易水学派相承。由此可知，《中藏经》贵阳贱阴思想，影响易水学派至深。

然而，既云"阴阳相应，方乃和平"，又何以言"得阳则生，得阴则死"？为何"阴常宜损，阳常宜盈"？《素问·生气通天论》曰："凡阴阳之要，阳密乃固。"气者，生之本，为阳。证之临床，气绝者，必亡阳；救逆者，必回阳。盖阳为生之本，阴实死之基，故有"分阴未尽则不仙，分阳未尽则不死"之说。由是可知，"得阳则生，得阴则死；阴常宜损，阳常宜盈"。此乃固惜真阳以养生救逆之基本法则。

生 成 论 第 三

提要：本论运用"天主生，地主成"之理及阴阳五行学说，阐释天地阴阳五行乃人生死盛衰之根本，故题曰生成论。

全文分三段：首论人之生死与天地阴阳五行之关系；次以五脏、气血骨肉筋与五行类比而示相生相成关系；后述人顺应天地阴阳五行变化则可长生。

陰陽者，天地之樞機；五行[1]者，陰陽之終始。非陰陽則不能爲天地，非五行則不能爲陰陽。故人者，成於天地，敗於陰陽[2]也，由五行逆從而生焉。

注：

[1]五行：將無限的運動方式按屬性分爲

阴阳，是天地变化的枢纽机要，五行，是阴阳运动的终始循环。没有阴阳就不能构成天地变化，没有五行就不能构成阴阳运动。所以，人禀受天地之气而形成，在阴阳的相互作用中衰败，在五行的生克乘侮中生存。

五類,以木、火、土、金、水分别代表其基本特徵并説明其作用關係和運化規律。所以又稱"五運行"。

[2]成於天地,敗於陰陽:指人禀天地之氣而生,但衰敗與死亡在於陰陽之氣的消耗與離决。

天地有陰陽五行,人有血脉五藏。五行者,金木水火土也;五藏者,肺肝心腎脾也。金生水,水生木,木生火,火生土,土生金,則生成之道,循環無窮;肺生腎,腎生肝,肝生心,心生脾,脾生肺,上下[1]榮養,無有休息。故《金匱》《至真要論》[2]云:心生血,血爲肉之母[3];脾生肉,肉爲血[4]之舍;肺屬氣,氣爲骨之基;腎應骨,骨爲筋之本;肝係筋,筋爲血之源。五藏五行,相成相生,晝夜流轉,無有始終,從之則吉,逆之則凶。

注:

[1]上下:指文中所述的前後兩藏,即生與被生的兩藏,如肺與腎、肝與心。因原著爲竪排本,故行文稱"上下"。

[2]《金匱》《至真要論》:古醫經名。寬保本批爲兩篇,可從。

[3]心生血,血爲肉之母:指心的精氣化爲血,而血又充養肌肉。

[4]血:疑爲"氣"字之誤。

天地有阴阳和五行,人有血脉和五脏。五行是金、木、水、火、土;五脏是肺、肝、心、肾、脾。金生成水,水生成木,木生成火,火生成土,土生成金,于是相生相成的运动规律,循环往复而无穷无尽;属金的肺滋生属水的肾,属水的肾滋生属木的肝,属木的肝滋生属火的心,属火的心滋生属土的脾,属土的脾滋生属金的肺,前后两脏相互营养,生生不息而没有休止。所以《金匮》《至真要论》说:心生化血,血是营养肉的母体;脾滋生肉,肉是蕴含气的府舍;肺统属气,气是骨的基础;肾应于骨,骨是筋的根本;肝连系筋,筋是血的本源。五脏归属五行,五行相成相生,昼夜循环运转,没有开始也没有终结,顺从这一规律就吉利,违背这一规律就凶险。

天地陰陽五行之道，中含於人。人得者，可以出陰陽之數[1]，奪天地之機[2]，悅五行之要[3]。無終無始，神仙不死矣。

注：

[1]出陰陽之數：意即超脫陰陽生成的數序，即長生之意。

[2]奪天地之機：意即把握天地生化的樞機。

[3]悅五行之要：意即運用五行生克制化的要領。

天地阴阳五行的运动规律，寓含在人的生命过程之中。如果人能够掌握这一规律，可以超越阴阳生成的数序，把握天地变化的枢机，运用五行生克的要领。此时生命就没有终结与开始，能超凡脱俗如不死的神仙了。

按：本论基于"天地阴阳五行之道，中含于人"之认识而立论，运用阴阳五行学说，以五脏配五行阐述相生相成之理，实乃撷取《素问·阴阳应象大论》及《素问·五脏生成》之大旨而概言之，虽未涉及五味、五音、五色等，但其论专宏，且对《素问》有关奥义有所发挥；举如"阴阳者，天地之道也"，其"道"之含义甚为抽象，而本论则直指为"阴阳者，天地之枢机"。又如论阴阳与五行之关系，本论认为：非阴阳则不能为五行，非五行则不能为阴阳，盖《太极图说》："无极而太极，太极动而生阳。动极则静，静而生阴，阴静复动，一动一静，互为其根。分阴分阳，两仪生焉，阴变阳合而生水火木金土。五气顺布，四时行焉。五行，一阴阳也；阴阳，一太极也；太极，本无极也。五行之生也，各一其性，无极之真，二五之精，妙合而凝，乾道成男，坤道成女，二五交感，化生万物。万物生生，而变化无穷矣。"由此可知，本论实将《易》与《素问》之义熔于一炉。

阳厥论第四

提要：本论基于人法于天地之观点，以天地阳厥类比人体阳厥，为总论阴阳失调之始，故置于法天地、调阴阳、论生成之后，题曰阳厥论。

全文分两段：首论天地"阳厥"，以气候及物候之变异述明天地阳气

逆乱诸征象；次论人体"阳厥"，以躯体及情志变化述明人体阳气逆乱诸
证候，并以脉之有力与否决其生死。

驟風暴熱，雲物飛揚。晨晦暮晴，夜炎晝冷。應寒不寒，當雨不雨。水竭土壞，時歲大旱。草木枯悴，江河乏涸。此天地之陽厥[1]也。

注：

[1]陽厥：古病名。現首見於《素問·病能論》。爲受過度刺激，而出現易怒發狂的病變。比喻天地炎熱乾旱的災變。

暴壅塞，忽喘促，四肢不收，二府[1]不利，耳聾目盲，咽乾口焦，舌[2]生瘡，鼻流清涕，煩赤心煩，頭昏腦重，雙睛似火，一身如燒，素不能者乍能，素不欲者乍欲，登高歌笑，棄衣奔走，狂言妄語，不辨親疏，發躁無度，飲水不休，胸膈膨脹，腹與脅滿悶，背疽肉爛，煩潰[3]消中[4]，食不入胃，水不穿腸，驟腫暴滿，叫呼昏冒，不省人事，疼痛不知去處，此人之陽厥也。陽厥之脉，舉按有力者生，絕者死。

注：

[1]二府：大腸、膀胱。此指大小便。府，孫本作"腑"，以下同。據宋版諸籍全部恢復爲"府"。

猝然狂风高热，云物飞腾飘扬。早晨阴晦而傍晚晴朗，夜间炎热而白昼寒冷。时令应寒凉而不寒凉，季节当下雨而不下雨。水源枯竭，土地开裂，年岁大旱，草木枯萎，江河干涸。这是天地的"阳厥"。

猝然胸中壅塞，突发喘息急促，四肢松弛，大小便不利，耳聋目盲，咽干口燥，舌生疮疡，鼻流清涕，面颊发红，心中烦躁，头昏脑重，双睛似火，全身如烧，素来不能做的事突然能做，素来没有的欲望突然产生，登上高处歌笑，抛弃衣裳奔走，经常言语狂妄，不能分辨亲疏，发狂烦躁无度，饮水没有休止，胸与膈中膨胀，腹与胁部满闷，背部痈疽发烂，心志烦乱，多食易饥，进食就呕吐，饮水而不小便，突发浮肿胀满，叫喊昏迷冒乱，甚至不省人事，疼痛不知发生在何处，这是人所出现的阳厥。阳厥的脉象，轻取重按都应指

[2]舌：徐本此上有"脣"字，可参。

[3]潰：當作"憒"。假借字。憒，心煩意亂也。

[4]消中：古病名，現首見於本篇。又見於《傷寒論·厥陰病》，稱"除中"。指病危當不能進食反多食易飢，此爲中氣欲絕，引食自救的病證。

有力的，主生；轻取重按都无脉应指的，主死。

按：厥之名衆矣，以病候分之，有昏厥、暴厥、尸厥；以病因分之，有热厥、寒厥、血厥、食厥、蚘厥、煎厥、薄厥等。厥之义亦歧矣，或谓手足逆冷，或谓气逆上冲等。本论及《阴厥论》均本于人法于天地思想，采用远取诸物，近取诸身之类比方法，将厥分为阳厥与阴厥，可谓分类明析，振裘挈领矣。

阴 厥 论 第 五

提要：本论以天地之阴厥类比人类之阴厥，置于阳厥论之后，故题曰阴厥论。

全文分两段：首论天地"阴厥"，以气候及物候之变异述明天地阴气逆乱诸征象；次论人体"阴厥"，以躯体及情志之变化述明人体阴气逆乱者证候，并以脉象等决其生死。

飛霜走雹，朝昏暮霭。雲雨飄搖，風露寒冷。當熱不熱，未寒而寒。時氣霖霪，泉生田野。山摧地裂，土壤河溢，月晦日昏。此天地之陰厥[1]也。

注：

[1]陰厥：古病名，現首見於《素問·厥論》。證指手足逆冷，惡寒嗜臥，下利清穀，不欲飲水等病證。此喻天地寒冽洪潦的灾變。

飞来霜冻而奔走冰雹，早晨日光浑浑，傍晚雾气朦朦，云雨飘摇，风寒露冷。时令当炎热而不炎热，季节不应寒凉而寒凉。阴寒时气致久雨绵绵，泉水涌溢而漫遍田野。山石摧崩而大地开裂，土壤塌陷而河水泛滥，月色朦胧而日光昏暗。这是天地的"阴厥"。

暴喑卒寒，一身拘急[1]，四肢拳挛[2]，唇青面黑，目直口噤[3]，心腹满痛，头颔摇鼓[4]，腰脚沉重，语言謇涩，上吐下泻，左右不仁，大小便活[5]，吞吐酸渌[6]，悲忧惨戚，喜怒无常者，此人之阴厥也。阴厥之脉，举指弱，按指大者生，举按俱绝者死。一身悉冷，额汗自出者亦死。阴厥之病，过三日勿治[7]。

注：

[1]拘急：证名。现首见於《素问·六元正纪大论》。指肢体拘紧挛缩，活动不能自如的症状。多由寒凝、阴血虚而致筋脉失养所致，大多见於四肢、手指、少腹等处。

[2]拳挛：曲卷，拘急。挛，luán，音"銮"。

[3]口噤：证名。现首见於《金匮要略·痉湿暍病》。指牙关紧闭的症状。

[4]头颔摇鼓：寒极的样子，头部颤摇，牙齿相击，颔部连及颤动。颔，hán，音"含"，颊车之部，又称颐部。

[5]大小便活：指大小便失禁。

[6]渌：lù，音"鹿"，同"漉"。形容似漉酒的清水。

[7]阴厥之病，过三日勿治：此源於传经之说，三日当传遍三阴经，所以三日不能回阳的疾病，当不可治。临证时不必泥於此说。

突然音哑畏寒，全身拘急，四肢卷曲而拘挛，口唇发青而颜面发黑，双目直视而牙关咬紧，心腹胀满疼痛，头部颤摇而牙齿相击，腰脚沉重不举，语言謇涩，上吐下泻，左右麻木不仁，大小便失禁，经常吞吐酸水，悲伤忧愁凄惨，喜怒无常，这是人的阴厥。阴厥的脉象，轻取为弱而重按为大的，主生，轻取重按都无脉应指的，主死。周身冰凉而额汗自出的也会死。阴厥病已过三日者不可治。

按：本论及上论均以脉证决生死而终篇，此开本书决生死之通例。脉者，乃气血之先也。故无论阳厥阴厥，其脉举按俱绝者皆主死，而按之有力者皆主生。阴厥者，若一身悉冷，额汗自出，则为亡阳之象，"得阳者生,得阴者死",故亦主死。阴厥过三日勿治者,本于传经之说,三日当传遍三阴经,故三日内不可回阳者当不治矣。然,临证亦未可泥于此说。

阴阳否格论第六

提要:本篇统论阴阳升降失调之病机,故题曰阴阳否格论。

全文分两段:首论阴阳否格之基本概念;次论阳升而不升,阴降而不降之所病,及其治疗总则。

陽氣上而不下曰否,陰氣下而不上亦曰否。陽氣下而不上曰格,陰氣上而不下亦曰格。否格[1]者,謂陰陽不相從也。

注:

[1]否格:中醫病機名詞。現首見於本篇。泛指陰氣陽氣上下升降逆亂,不能相互順接的病機。

阳气升而不降称作"否",阴气降而不升也称作"否"。阳气降而不升称作"格",阴气升而不降也称作"格"。"否格",是说阴气阳气不能相互顺接。

陽奔於上則燔脾肺,生其疸[1]也,其色黄赤,皆起於陽極也。陰走於下則冰腎肝,生其厥也,其色青黑,皆發於陰極也。疸爲黄疸[2]也,厥爲寒厥也,由陰陽否格不通而生焉。陽燔則治以水,陰厥則助以火,乃陰陽相濟之道耳。

注:

[1][2]疸:孫本作"疽",形近致誤。據醫統本改。上下文義亦當如此。

阳气奔腾在上就会热灼脾肺,生成脾肺热甚所致的疸,疸造成的肤色橙黄,大都发生在阳热至极的阶段。阴气趋走在下就寒凝肾肝,生成肾肝寒甚所致的厥,厥造成的肤色青黑,大都发生在阴寒至极的阶段。疸是黄疸,厥是寒厥,都是由于阴阳否格不通而产生的。阳气灼热就用壮水之法治疗,阴气厥冷就用益火之法救助,这就是阴阳相济的道理。

孙光荣释译中藏经

22

按：自第四论至本论乃总论阴阳失调，亦为本书论病机四则大要（即阴阳否格论、寒热虚实论、上下不宁论、脉要论）之一。

升降出入乃物质运动基本形式，而物质本于"气"，气分阴阳，故气机升降即阴阳升降。人生于天地之间，顺乎天地阴阳升降则生，逆之则死。而阴升阳降方可维持动态平衡而致阴平阳秘，若阴降而不升，阳升而不降，"阳奔于上则燔""阴走于下则冰"，由是阴阳否格，诸病乃生，进而阴阳离决。故本论明言"否格者，谓阴阳不相从也"。亦即谓气机升降不相顺也。

寒 热 论 第 七

提要：寒热，乃阴阳之所化。本篇统论寒热病证辨治之总则，故题曰寒热论。

全文分三段：首论寒热病证之所由，乃阴阳相胜；次论寒热病证之辨治；末论寒热病证顺逆之兆。

人之寒熱往來者，其病何也？此乃陰陽相勝也。陽不足則先寒後熱，陰不足則先熱後寒。又上盛則發熱，下盛則發寒。皮寒而燥者陽不足，皮熱而燥者陰不足。皮寒而寒者陰盛也，皮熱而熱者陽盛也。

人有患寒热往来的，那是什么病呢？这是阴阳偏盛偏衰而相争相克所生的病。阳不足就会先恶寒后发热，阴不足就会先发热后恶寒。还有，上部实盛就发热，下部实盛就发寒。皮肤发寒但体内燥热的，是阳不足；皮肤发热但体内燥热的，是阴不足。皮肤发寒而体内亦寒的，是阴寒太盛；皮肤发热而内亦热的，是阳热太盛。

發熱於下，則陰中之陽邪也；發熱於上，則陽中之陽邪也。寒起於上，則陽中之陰邪也；寒起於下，則陰中之陰邪也。寒[1]而頰赤多言者，陽中之陰邪也；熱而面青多[2]言者，陰中之陽邪也；寒而面青多[3]言者，陰中之陰邪也。若不言者，不可治也。陰中之陰中[4]者，一生九死；陽中之陽中[5]者，九生一死。陰病[6]難治，陽病[7]易醫。診其脉候，數在上[8]，則陽中之陽也；數在下[9]，則陰中之陽也。遲[10]在上，則陽中之陰也；遲在下，則陰中之陰也。數在中則中熱，遲在中則中寒。寒用熱取，熱以寒攻。逆順之法，從乎天地，本乎陰陽也。

注：

[1]寒：依上下文義，此上疑脱"熱而頰赤多言者陽中之陽邪也"之句。

[2][3]多：疑爲"少"字之誤。

[4][5]中：zhòng，音"仲"，傷害，即致病之意。

[6]陰病：爲陰邪所致之病。泛指裏證、虛證、寒證。

[7]陽病：爲陽邪所致之病。泛指表證、實證、熱證。

[8][9]數在上、數在下：數，指數脉。上、下指寸部、尺部。數脉，脉象名。現首見於《素問·脉要精微論》。爲一息五至以上的以脉率快爲特徵的脉象，多主熱證。

发热在下半身的，是阴中的阳邪所致；发热在上半身的，是阳中的阳邪所致。上半身先恶寒的，是阳中的阴邪所致；下半身先恶寒的，是阴中的阴邪所致。恶寒而又面颊色发赤，且多言多语的，是阳中的阴邪；发热而又面颊发青，且少言寡语的，是阴中的阳邪；恶寒而又面颊发青，且少言寡语的，是阴中的阴邪。如果默默无言的，就不可治疗了。阴中的阴邪所致的病，预后是九死一生；阳中的阳邪所致的病，预后是九生一死。阴病难以医治，阳病易于医治。诊察阴病阳病的脉候，如果数脉在寸口，就是阳中的阳邪所致；如果数脉在尺部，就是阴中的阳邪所致。如果迟脉在寸口，就是阳中的阴邪所致；如果迟脉在尺部，就是阴中的阴邪所致。如果数脉在关部，就是中焦有热邪所致；如果迟脉在关部，就是中焦有寒邪所致。寒邪用热药治疗，热邪用寒药治疗。逆治与顺治的大法，须顺从天地的变化，根据阴阳的盛衰。

[10]遲:指遲脉,脉象名。即一息不足四至的脉象。詳見李時珍《瀕湖脉學》。遲脉多主寒證。

天地者,人之父母也;陰陽者,人之根本也。未有不從天地陰陽者也。從者生,逆者死。寒之又寒者死[1],熱之又熱者生。《金匱大要論》[2]云:夜發寒者從,夜發熱者逆;晝發熱者從,晝發寒者逆。從逆之兆,亦在乎審明。

注:

[1]者死:原脱,據"得陰者死"之理及"熱之又熱者生"語例補。

[2]《金匱大要論》:古醫經名。

天地是人身的父母;阴阳是人身的根本。人没有不顺从天地阴阳变化的。顺从天地阴阳变化的就能生存,违背天地阴阳变化的就会死亡。大凡发寒以后重复发寒的病会死,发热以后重复发热的病可生。《金匮大要论》中载:夜晚发寒的病证属顺,夜晚发热的病证属逆;白昼发热的病证属顺,白昼发寒的病证属逆。属顺属逆的征兆,也在于审察详明。

按:寒热乃阴阳所化,故辨寒热即辨阴阳,为辨证认证之首务。本论以"阴阳相胜"高度概括"寒热往来"实质。阴阳偏胜偏衰,则人体偏寒偏热;阴阳盛衰相胜,则人体寒热往来。此实源于《内经》"阳盛则阴病,阴胜则阳病"之基理。本论据此而进一步从先后、上下、表里论其相胜之机。其论简而不略。

辨寒热之法,本论自《素问·脉要精微论》《灵枢·五色》等发展而来,以面色之青赤,言语之多寡而辨之,较之后世以色(面色、肤色)、液(汗、痰、尿、便)、味(气味、嗳气)、声(呻吟、言语、歌哭)、形(神态、动作)等辨其寒热真假,则尚古简。

虚实大要论第八

提要:虚实,乃阴阳之体类。本篇统论虚实病证辨治总则,故题曰虚实大要论。

全文分五段:首论病之虚实应辨明属脏属腑,属上属下;次而分论脏虚、脏实,腑实、腑虚,上实、上虚,下实、下虚之病证脉候。

病有藏虚藏實,府虛府實,上虛上實,下虛下實,狀各不同,宜深消息。

疾病分有脏虚脏实、腑虚腑实、上虚上实、下虚下实,病状各不相同,应当深入推敲。

腸鳴氣走,足冷手寒,食不入胃,吐逆無時,皮毛憔悴,肌肉皺敠[1],耳目昏塞,語聲破散,行步喘促,精神不收,此五藏之虛也。診其脉,舉指而活[2],按之而微,看在何部,以斷其藏也。又,按之沉[3]、小[4]、弱[5]、微[6]、短[7]、澀[8]、軟[9]、濡[10],俱爲藏虛也。虛則補益,治之常情耳。飲食過多,大小便難,胸膈滿悶,肢節疼痛,身體沉重,頭目昏眩,唇舌[11]腫脹,咽喉閉塞,腸中氣急,皮肉不仁,暴生喘乏,偶作寒熱,瘡疽并起,悲喜時來,或自痿弱,或自高强,氣不舒暢,血不流通,此藏之實也。診其脉,舉按俱盛者,實也。又,長[12]、浮[13]、數[14]、疾[15]、洪[16]、緊[17]、弦[18]、大[19],俱曰實也。看在何經,而斷其藏也。

肠鸣矢气,手足冰凉,进食后就呕吐,吐逆没有定时,皮肤毛发憔悴,肌肉干燥起皱开裂,双目昏花,两耳闭塞,语声嘶哑,行走时则喘促,精神涣散,这些属五脏的虚证。诊察五脏虚证的脉象,轻取时见滑利的脉象,重按时见微弱的脉象,看这种脉象出现在哪个部位,就能断定是哪一脏的虚证了。还有,重按时脉来沉、小、弱、微、短、涩、软、濡,都是五脏虚证的脉象。虚证就给予补益,这是治疗的常法了。饮食过多,大小便难,胸膈满闷,肢节疼痛,身体沉重,头昏目眩,唇舌肿胀,咽喉闭塞,肠中气胀急迫,皮肉麻木不仁,突发喘息,偶然出现恶寒发热,疮疡痈疽并发,时悲时喜,或者自感卑下,或者自感高强,气行不能舒畅,血行不能流通,这些属五脏的实证。诊察病人的脉象,轻

注：

[1]皴皱：zhòu cūn，音"宙村"。肌膚因寒冷干燥而起皴開裂。

[2]活：滑利不滯。

[3]沉：沉脉。脉象名。現首見於《素問·通評虛實論》。指以脉位低沉、重按始得爲特徵的脉象，多主裏證。

[4]小：小脉。脉象名，現首見於《素問·五藏生成論》。指以脉體細小但應指分明爲特徵的脉象，多主諸虛勞損、陰血不足的病證，或主濕證。

[5]弱：弱脉。脉象名。現首見於《素問·玉機真藏論》。指以脉來柔軟無力爲特徵的脉象。多主氣血不足的病證。

[6]微：微脉。脉象名，現首見於《靈樞·熱病》。指以脉來極細極軟、似有若無爲特徵的脉象。多主氣血陰陽諸虛或陽氣暴脱的病證。

[7]短：短脉。脉象名。現首見於《素問·玉版論要》。指以脉來僅關部較明顯，而寸口、尺部均應指不足爲特徵的脉象。多主氣虛或氣滯的病證。

[8]澀：澀脉。脉象名。現首見於《素問·脉要精微論》。指以脉來如輕刀刮竹，意即往來艱澀爲特徵的脉象。多主血、精、津虧損或氣滯血瘀的病證。

[9]軟：軟脉。脉象名。現首見於《脉經》。指以脉來柔軟無力爲特徵的脉象，多主氣血兩虛之證。一説"軟"脉即"濡"脉。

[10]濡：濡脉。脉象名。現首見於《脉經》。指以脉來浮細而又軟弱無力爲特徵的脉象。多主虛證或濕證。

[11]舌：孫本脱，據徐本補。依文例亦當如此。

取重按都充实有力的，就是五脏的实证。还有，脉来长、浮、数、疾、洪、紧、弦、大，都是五脏实证的脉象。只要看这些脉象归属于哪一经，就可以断定是哪一脏的实证了。

[12]長:長脉。脉象名。現首見於《素問·脉要精微論》。指以脉來如循長竿,意即脉來首尾端直而過按指之位的脉象。多主肝陽上亢或陽熱内盛的病證。

[13]浮:浮脉。脉象名。現首見於《素問·通評虛實論》。指脉位浮淺,輕取即得的脉象。多主表證。

[14]數:數脉。參見《寒熱論第七》注[8][9]。

[15]疾:疾脉。參見《重校華氏中藏經序》注[2]。

[16]洪:洪脉。脉象名。現首見於《靈樞·五禁》。指以脉來形大滿指,來盛去衰如波濤洶涌爲特徵的脉象。多主陽熱亢盛的病證。正常人夏季的脉象亦較洪大,所以又稱"夏洪脉"。

[17]緊:緊脉。脉象名,現首見於《傷寒論·太陽病》。指以脉來繃急有力爲特徵的脉象。多主寒證和痛證。

[18]弦:弦脉。脉象名。現首見於《素問·示從容論》。指以脉來端直而長如按琴弦爲特征的脉象。多主肝膽病、痰飲、瘧疾等病證。

[19]大:大脉。脉象名。現首見於《素問·調經論》。指以脉來大而滿指且波動幅度甚强爲特徵的脉象。大而有力則多主實證之重證,大而無力則多主虛證之重證。

頭疼目赤,皮熱骨寒,手足舒緩,血氣壅塞,丹瘤更生,咽喉腫痛,輕按之痛,重按之快,食飲如故,曰府實也。診其脉,浮而實大者是也。皮膚瘙癢,肌肉膹脹,食

头疼目赤,皮热而骨寒,手足弛缓无力,气血壅塞不通,丹毒瘿瘤反复发生,咽喉肿痛经常出现,轻按时就会疼痛,重按时就会舒适,饮食情况同往常一样,这就是

飲不化,大便滑而不止。診其脉,輕手按之得滑[1],重手按之得平[2],此乃府虚也。看在何經,而正其時[3]也。

注:

[1]滑:滑脉。脉象名。現首見於《素問·平人氣象論》。指以脉來應指圓滑,往來滑利如珠走盤爲特徵的脉象。多主痰飲、食積、實熱等病證,亦主妊娠。

[2]平:平脉。脉象名。現首見於《素問·平人氣象論》。指正常脉象,又稱"常脉"。

[3]時:疑爲"府"字之誤。徐本眉批云:"時當作府。"

腑实的证候。诊察病人的脉象,浮脉兼见实脉、大脉的就是腑实。皮肤瘙痒,肌肉肿胀,饮食不能消化,大便滑利不止。诊察病人的脉象,轻取时得滑脉,重按时得平脉,这就是腑虚的脉象。只要看这些脉象归属于哪一经,就可以断定是哪一腑的虚证了。

胸膈痞滿,頭目碎痛,食飲不下,腦項昏重,咽喉不利,涕唾稠黏。診其脉,左右寸口沉、結[1]、實[2]、大者,上實也。頰赤心忪[3],舉動顫慄,語聲嘶嗄,唇焦口乾,喘乏無力,面少顏色,頤頷腫滿。診其左右寸脉弱而微者,上虛也。

注:

[1]結:結脉。脉象名。現首見於《脉經》。指以脉來遲緩、時而一止、止無定數爲特徵的脉象。多主陰寒氣結、寒痰瘀血、積聚、疝瘕等病證。

[2]實:實脉。脉象名。現首見於《素問·玉機真藏論》。指以寸、關、尺輕取重按均感充實有力爲特徵的脉象。多主實證。

[3]忪:zhōng,音"忠",驚恐。

胸与膈中痞满,头目疼痛如碎裂,饮食不能下咽,头脑眩晕,颈项沉重,咽喉不利,鼻涕唾液黏稠。诊察病人的脉象,左右寸口脉来沉、结、实、大的,是上部的实证。面颊发红,心中惊恐,行动战栗,语声嘶哑,唇焦口干,喘息无力,面容憔悴,颐颔肿满。诊察病人左右寸口,脉象弱而且微的,是上部的虚证。

大小便難，飲食如故，腰脚沉重，臍腹疼痛，診其左右手脉，尺中脉伏而澀者，下實也。大小便難，飲食進退，腰脚沉重，如坐水中，行步艱難，氣上奔衝，夢寐危險。診其左右尺中脉滑而澀[1]者，下虛也。病人脉微、澀、短、小，俱屬下虛也。

注：

[1]脉滑而澀：醫統本注："滑澀不兼見，當有誤。"可參。

大小便难，饮食如常，腰脚沉重，脐腹疼痛。诊察病人的左右手脉，尺部脉象伏而且涩的，是下部的实证。大小便难，饮食时多时少，腰脚沉重，好像坐在水中，行走困难，有气向上奔冲，梦见处境危险。诊察病人的左右手尺部，脉象滑或涩的，是下部的虚证。病人脉来微、涩、短、小，也都属下部的虚证。

按：虚实乃阴阳之体类，亦病之属性。而虚实之辨，各家所据不同：或以正气盛衰分，或以邪盛正衰分，或以病与不病分，或以气血分，或以痼新分，或以寒热分，或以结散分，或以壅陷分，或以动静分，或以顺逆分，未能划一。本论以阴阳之病证、以脏腑上下之部位分属虚实之证候，并于兹后分篇论述每一脏腑之寒热虚实，脉络分明，要而不繁。

上篇论"寒热"与本篇论"虚实"，为第二十一论至三十二论立纲，故此篇实乃《中藏经》论病机四大要则之二。

上下不宁论第九

提要：上下，乃阴阳之所从。本篇以脾病为例统论一脏受病则上(母脏)下(子脏)气血不和之大要，故题曰上下不宁论。

全文分两段：首以阴阳气血论一脏受病则上下不宁；次以五行生克论一脏受病则上下不宁。

脾病者，上下不寧。何謂也？脾上有心之母[1]，下有肺之子[2]。心者，血也，屬陰；肺者，氣也，屬

又，脾脏受病，上下各脏都不安和。为什么这样说呢？脾脏之上有心这个母脏，下有肺这个子脏。

陽。脾病則上母不寧，母不寧則爲陰不足也，陰不足則發熱。又，脾病則下子不寧，子不寧則爲陽不足也，陽不足則發寒。脾病則血氣俱不寧，血氣不寧則寒熱往來，無有休息，故脾[3]如瘧也。

注：

[1]脾上有心之母：心屬火，脾屬土，火生土，如同母生子，所以稱心是脾的母臟。母爲上，子爲下，所以說脾上有心之母。

[2]下有肺之子：肺屬金，脾屬土，土生金，所以脾是肺的母臟。母爲上，子爲下，所以說脾下有肺之子。

[3]脾：此下疑脱"病"字。醫統本、周本均注云："脾如當作如脾"；又寬保本、徐本均注云："脾當作病。"可參。

謂[1]脾者，土也；心者，火也；肺者，金也。火生土，土生金，故曰上有心母，下有肺子。脾居其中，病則如斯耳。他藏上下，皆法於此[2]也。

注：

[1]謂：此上疑有脱文。

[2]皆法於此：五藏的五行歸屬爲：肝屬木，心屬火，脾屬土，肺屬金，腎屬水。五行相生關係爲：木生火，火生土，土生金，金生水，水生木。應五藏爲：肝生心，心生脾，脾生肺，肺生腎，腎生肝。所以說五藏各有上下相生之藏。此舉脾藏受病爲例，其他各藏受病皆可取法於此。

心主血，屬陰；肺主气，屬陽。脾脏受病就使在上的母脏不安和，母脏不安和就导致阴血不足，阴血不足就会出现发热。同时，脾脏受病就使在下的子脏不安和，子脏不安和就导致阳气不足，阳气不足就会出现发寒。脾脏受病就使血气都不得安和，血气不安和就会出现寒热往来，而且这种寒热往来没有休止，所以脾脏受病就像患疟疾一样。

脾属土，心属火，肺属金。火生土，土生金，所以说脾上有心母，下有肺子。脾处在心母、肺子之中，脾脏受病就必然会是这样的证候了。其他各脏都有在上的母脏和在下的子脏，此处举脾脏受病为例，其他各脏受病都可依此推知。

按：上下乃阴阳之所从，亦病机变化之位。本论以《内经》五行学说解释病机，以脾脏上有心之母，下有肺之子为例，论证一脏受病则累及他脏，谓一脏不安，则上下（母子）不宁，由是则初示五脏相关之整体观。

本论以《内经》五行学说解释五脏相关，用以释明病机，故为全书各脏腑病机论述立纲，实乃《中藏经》论病机之四大要则之三。

脉 要 论 第 十

提要：本论在阐释天地、阴阳、寒热、虚实、上下之宏旨后，总论诊脉之大纲，故题曰脉要论。

全文分三段：首以气血、身形、生性论脉之顺逆；次以诸脉所因及阴阳所属论脉之顺逆；然后以数脉为例论诊脉之大要。

脉者，乃氣血之先也。氣血盛則脉盛，氣血衰則脉衰；氣血熱則脉數，氣血寒則脉遲；氣血微則脉弱，氣血平則脉緩[1]。又，長人脉長，短人脉短；趙寫本起性急則脉急性急則脉急，性緩則脉緩。反此者逆，順此者從也。

注：

[1]緩：緩脉。脉象名。現首見於《靈樞·邪氣藏府病形》。指以脉來一息四至，且以和緩均匀爲特徵的脉象。緩脉有常、病之分。一般和緩爲常脉，若往來緩軟則爲病脉，多主脾虛之證。

又，諸數爲熱，諸遲爲寒，諸緊爲痛，諸浮爲風，諸滑爲虛，諸伏[1]爲聚，諸長爲實，諸短爲虛。

脉是气血的前导。气血旺盛则脉盛，气血虚衰则脉衰；气血有热则脉数，气血有寒则脉迟；气血微弱则脉弱，气血平和则脉缓。另外，身长的人脉长，身短的人脉短；生性急躁的人则脉急，生性和缓的人则脉缓。违背这些规律的脉是逆脉，符合这些规律的脉是顺脉。

另外，各种数脉主热，各种迟脉主寒，各种紧脉主痛，各种浮脉主风，各种滑脉主虚，各种伏脉主

32

又,短、澀、沉、遲、伏,皆屬陰;數、滑、長、浮、緊,皆屬陽。陰得陰者從,陽得陽者順,違之者逆。

注:

[1]伏:伏脉。脉象名。现首見於《難經·十八難》。指以脉來隱伏深沉,按之推筋著骨始得爲特徵的脉象。多主厥證、邪閉、痛極等病證。

陰陽消息,以經而處之。假令數在左手[1],得之浮者,熱入小腸;得之沉者,熱入於心。餘皆仿此。

注:

[1]手:寬保本、徐本均作"寸"。疑是。

积聚,各种长脉主实,各种短脉主虚。此外,短脉、涩脉、沉脉、迟脉、伏脉都属阴脉;数脉、滑脉、长脉、浮脉、紧脉都属阳脉。属阴的病症见属阴的脉象是顺脉,属阳的病症见属阳的脉象是顺脉,违背这一规律的就是逆脉。

阴阳消长,凭脉来断定它。假令数脉在左手寸口,又同时兼见浮脉的,是热邪侵入小肠经;又同时兼见沉脉的,是热邪侵入心经。其余各种脉象的诊法都依此类推。

按:脉象乃气血盛衰之象,本论以气血之盛、衰、微、平、寒、热以论脉象,并以身形之长短,生性之缓急以论脉之因人而异,此则明示诊脉之大要矣。

根据脉象以诊察疾病、决断生死,乃《中藏经》特色之一,故本论为论病机四大要则之四。

五色一作绝脉论第十一

提要:本篇论述以五色五脉断定"五绝"而诊断生死之基本方法,故题曰五色脉论。

全文分两段:首论五色、五脉互见以断五绝,次论五绝当其时与否及五色、五脉不互见之诊法。

面青，無右關脉者，脾絕[1]也；面赤，無右寸脉者，肺絕也；面白，無左關脉者，肝絕也；面黃，無左尺脉者，腎絕也；面黑，無左寸脉者，心絕也。五絕者死。

注：

[1]面青，無右關脉者，脾絕：青屬木，右關脉候脾，脾屬土。面青而無右關脉，是木克土，故斷爲"脾絕"。其餘依此類推。

夫五絕當時即死[1]，非其時則半歲死。然五色雖見，而五脉[2]不見，即非病者矣。以下趙寫本缺。

注：

[1]當時即死：指適逢該藏"所不勝"的時令的病難治。如病在肺，應秋，屬金。如果肺絕脉候出現於夏，夏屬火，火克金，是肺"所不勝"的時令，就會導致死亡。

[2]五脉：指上文所述五藏絕脉。

面色发青，又无右关脉的，是脾绝；面色发赤，又无右寸脉的，是肺绝；面色发白，又无左关脉的，是肝绝；面色发黄，又无左尺脉的，是肾绝；面色发黑，又无左寸脉的，是心绝。有五绝证候的，主死。

五绝脉候适逢该脏所不胜的时令，即时就会死亡，不逢该脏所不胜的时令，半年后死亡。然而五色虽已显露，但五脏绝脉没有出现，这就不属于此种病候了。

按：临证当辨之病势者，平、病、绝（死）也。前篇论脉之顺逆，即凭脉以断平、病；本篇继而凭脉以断其绝也。合而观之，此两篇则为《中藏经》论脉诊之总纲，乃凭脉以断平、病、绝也。

医者临证，固需望闻问切，彼此参伍，而凭脉辨证尤须脉证相符。不然，则当舍证从脉或舍脉从证，此乃诊机之至要。然而，何以定相符，何以定舍从？本论以五色、五脉、时气三者为凭依以断之。色绝脉绝者死，即面青（当青如草兹）为脾绝之色；无右关脉为脾绝之脉，色脉双绝，则死（余皆仿此）。但若五色虽见，五脉不见，即色青而有右关脉者，则为色绝而脉不绝，即非病者矣。即使色脉并绝，尚需视其适逢该脏气所不胜之时与否。此则以诊脉为主，参以望色、察时气而决也。盖一脉非主一病，

孙光荣释译中藏经

34

一病非示一脉,如何求其脉证相符或定脉证之从舍,实应据色、脉、时三者相应与否而明辨。

中医四诊,源于大量临床实践,为凭依客观感知,结合主观思辨之科学总结。然而,四诊之中,受后世非难者以脉诊为最。今返观仲景《伤寒》《金匮》及本书,乃至《脉经》,则可明见:汉魏之际,实为脉学发展之顶峰时期,自此而降,脉诊或淹滞、或散漫、或流于形式矣。本论以色、脉、时括其脉诊之精要,虽言之甚简,然亦发人深省。

或曰:《难经》以切脉居四诊之末,而《中藏经》首重脉诊,何也? 盖脉诊乃四诊中最难精究者,使其居四诊之末,固有深意存焉;然脉诊之理至精至妙,确为诊断之首要,故《中藏经》明古人之隐衷而揭诊法之真昧,首重脉诊也。

脉病外内证决论第十二

提要:本论由脉及证,以脉证决内外诸候之生死,故题曰脉病外内证决论。

全文分三段:首论病风、气、劳、肠澼、热、寒者之脉证以决生死;次论阳病、久(阴)病脉证以决生死;末论阳病阴证、阴病阳证之顺逆生死。

病風人[1],脉緊[2]、數、浮、沉,有[3]汗出不止,呼吸有聲者死;不然則生。病氣人[4],一身悉腫,四肢不收,喘無時,厥逆不溫[5],脉候沉小者死;浮大者生。病勞人[6],脱肛,骨肉相失[7],聲散,嘔血,陽事不禁,夢寐交侵[8],呼吸不相從[9],晝涼夜熱者死;吐膿血者亦死;其脉不數,有根蒂[10]者,及頰不赤者生。病腸澼[11]者,

患风病的人,脉象紧、数、浮、沉,又见出汗不止,呼吸时伴有粗重声息的,主死;如果不是这样,就主生。患气病的人,全身皆肿,四肢松弛,不时喘息,手足厥冷,肌肤不温,脉候沉小的,主死;脉来浮大的,主生。患劳病的人,出现脱肛,骨肉好像相互脱落,声音低微沙哑,并见呕血,房事不能自禁,梦中交媾遗精,呼吸气短不能

下膿血,病人脉急,皮熱,食不入,腹脹目瞪者死;或一身厥冷,脉沉細而不生[12]者亦死;食如故,脉沉浮有力而不絕者生。病熱人[13],四肢厥,脉弱,不欲見人,食不入,利下[14]不止者死;食入,四肢溫,脉大,語狂,無睡者生[15]。病寒人[16],狂言不寐,身冷,脉數,喘息,目直[17]者死;脉有力而不喘者生。

注:

[1]病風人:患風病的人。風病,泛指具有游走多變、動搖不定等風性特點的震顫、攣急、抽搐等症狀的病。

[2]緊:孫本作"腎",形近致誤。據瓚本、醫統本、寬保本改。

[3]有:疑爲"又"字,因音近而誤。

[4]病氣人:患氣病的人。氣病,泛指具有氣機紊亂特點的氣虛、氣鬱、氣滯等症狀的病。

[5]溫:孫本作"濕",形近致誤,據瓚本改。

[6]病勞人:患勞病的人。勞病,泛指因久視、久臥、久立、久坐、久行等勞累過度而導致的虛勞病證。有志勞、思勞、心勞、慢勞、瘦勞(或肺勞、肝勞、心勞、脾勞、腎勞)等"五勞"之説。

[7]骨肉相失:骨肉相互脱離的樣子,即"大骨枯槁,大肉陷下",此形容肌肉瘦削。

[8]陽事不禁,夢寐交侵:指房事不能自禁,睡夢之中交媾遺精。

[9]呼吸不相從:呼吸不相續接。此形容

相随,白昼身凉夜晚发热的,主死;见吐脓血的,也主死;如果脉来不数,脉有胃气的,以及面颊不潮红的,主生。患痢疾的人,泄下脓血,病人脉急,皮肤发热,不能进食,腹部胀满,双目呆视的,主死;或者全身厥冷,脉沉细而不能应指的,也主死;进食如常,脉来沉浮都有力而不断歇的,主生。患热病的人,四肢厥冷,脉象微弱,不想见人,不能进食,大便泄利不止的,主死;能够进食,四肢温暖,脉象大,言语狂乱,不能入睡的,主生。患寒病的人,言语狂乱,不能睡眠,全身发冷,脉象数,喘息不止,双目直视的,主死;脉数有力而又不喘的,主生。

36

氣短的樣子。

　　[10]根蒂:指脉有胃氣。

　　[11]腸澼:病名。即痢疾。見泄下膿血等症。

　　[12]生:顯出,即脉來應指。

　　[13]病熱人:患熱病的人。熱病,泛指以發熱爲特徵的病證。

　　[14]利下:此指泄瀉。

　　[15]語狂,無睡者生:傷於陽熱之邪而語狂、不寐,是證因相符,爲順證,所以主生。

　　[16]病寒人:患寒病的人。寒病,泛指以寒凝清冷爲特徵的病證。

　　[17]目直:呆視的樣子。

　　陽病人,<small>此篇精神顛倒以上趙寫本亦缺。</small>精神顛倒,寐而不醒,言語失次,脉候浮沉有力者生;無力及食不入胃,下利不定[1]者死。久[2]病人,脉大身瘦,食不充腸,言如不病,坐臥困頓者死;若飲食進退,脉小而有力,言語輕嘶,額無黑氣,大便結澀者生。

　　注:

　　[1]下利不定:瀉泄不止。

　　[2]久:疑爲"陰"字之誤。

　　大凡陽病陰證,陰病陽證,身瘦脉大,肥人脉衰,上下交變,陰陽顛倒[1],冷熱相乘[2],皆屬不吉。從者生,逆者死。治療之法,

　　患阳病的人,精神错乱,睡而不醒,语言无伦次,脉候浮沉有力的,主生;脉来无力以及进食就吐、下利不止的,主死。患阴病的人,脉象大,身体消瘦,能食而善饥,言语像无病,坐卧都感困倦疲乏的,主死;假如饮食时增时减,脉象小而又有力,言语稍稍嘶哑,额部没有黑气,大便硬结干涩的,主生。

　　大凡阳病出现阴证,阴病出现阳证,身形瘦弱的人却脉大,身形肥胖的人却脉衰,上下的证候交替变化,昼夜颠倒,冷热交加,

宜深消息。

注:

[1]陰陽顛倒:陰陽的秩序出現顛倒移位。可包括時令、晝夜、證候、病機等諸方面。如晝爲陽,夜爲陰。晝當醒,夜當臥。陽病晝當加劇,夜當安静;陰病夜當加劇,晝當安静。反此,就是陰陽顛倒。又如,清爲陽,濁爲陰,清陽不升發爲瀉泄,濁陰不降發爲嘔逆,也是陰陽顛倒之例。

[2]冷熱相乘:猶言寒熱交加。寒暑往來,冷熱交替,是四時的正常次序。寒暑不時而至,冷熱交相乘勝,則是氣候的異常變化。

都是不吉祥的征兆。脉证相合者,主生;脉证相反者,主死。治疗的方法,应仔细推敲。

按:本论为《中藏经》自脉及证之过渡篇,自此篇以下,即论诸证矣。

脉证合参,生死可判;脉证分视,吉凶难明。故本篇概述外感内伤诸证皆以脉证合参决其生死。然一病有多证多脉,一证亦有多症多脉,如何方可撮其要领?论中归结为阴阳病证与形脉之顺逆,凡阳病阴证,阴病阳证,上下交变,阴阳颠倒,冷热相乘,皆可谓阴阳病证不相符,是为逆;凡身瘦脉大,肥人脉衰,可谓形脉不相符,亦为逆。反此者,则为顺。

本篇所列病风人,病气人,病劳人,病肠澼者,病热人,病寒人之风、气、劳、肠澼、热、寒均为古病名,出自《素问·至真要大论》等篇,但所述脉证似有不全,且其次第欠明,故可仅视为举例,或疑有脱漏及错简,姑记以备考。

生死要论第十三

提示:本篇论突变脉候以预断生死之要诀,故题曰生死概论。

全文分两段:首列无病者之突变脉证十二以断其死候,即从色、性、声、气、体、目、耳、形、肤、大小便、脉、神十二变以决之。次则究明上述诸变之因,结论为内气先尽,即谓十二变乃脏腑之气已先绝而形诸外者也,故可据之以决生死矣。

　　凡不病而五行絕[1]者死，不病而性變[2]者死，不病而暴語妄者死，不病而暴不語者死，不病而暴喘促者死，不病而暴強厥—作中者死，不病而暴目盲者死，不病而暴耳聾者死，不病而暴痿緩者死，不病而暴腫滿者死，不病而暴大小便結者死，不病而暴無脉者死，不病而暴昏冒如醉者死。

注:

[1]五行絕:指五種能預測爲死證的没有光澤的膚色。即:青如草茲，主肝(木)死;黄如枳實，主脾(土)死;黑如煤灰，主腎(水)死;赤如凝血，主心(火)死;白如枯骨，主肺(金)死。

[2]性變:此指性格改變。

　　此皆内氣先盡—作絕故也。逆者即死，順者二年，無有生者也。

　　大凡平时没有病态但五脏死色显极的，主死;平时没有病态但性情脾气大变的，主死;平时没有病态但突然言语狂乱的，主死;平时没有病态但突然沉默不语的，主死;平时没有病态但突然喘促不止的，主死;平时没有病态但突然僵直逆冷的，主死;平时没有病态但突然双目失明的，主死;平时没有病态但突然耳聋失聪的，主死;平时没有病态但突然四肢痿缓的，主死;平时没有病态但突然周身肿胀的，主死;平时没有病态但突然大小便无的，主死;平时没有病态但突然无脉应指的，主死;平时没有病态但突然昏冒如醉的，主死。

　　这些都是由于脏腑之气已先竭尽而病态突然显露在外的缘故。脉证相反的当时就会死亡，脉证相合的还能延续两年，这种病证没有能生存的。

　　按:通观全书，《中藏经》实以决顺逆生死为第一要旨，由此权衡当治不当治，可治不可治，因而平与病、常与变、生与死当明辨之，故以本篇所论平人暴病列为论"证"之先。

　　有诸内必形诸外，内气先尽则平人必暴病。暴病当绝与否，则决定于内气先尽与否，本论所列十二变，除五行绝、性变为纲领外，其余十变为五脏气绝之见证。

性变之说罕见；列为不病暴绝之首证则更属罕见。究其源，则始于《灵枢·本神》："怵惕思虑者则伤神，神伤则恐惧流淫不止，因悲哀动中，竭绝而失生。喜乐者，神惮散而不藏。忧愁者，气闭塞而不行。盛怒者，迷惑而不治。恐惧者，神荡惮而不收。"故性变者，乃神已伤也。由是，凡素喜者不喜，素嗜者不嗜，素恶者不恶，素惧者不惧，素忧者不忧，素乐行者不乐行等等，皆性变之谓也。

病有灾怪论第十四

提要：灾者，败损也；怪者，变异也。本篇述病证败损变异之象且考究其因，故题曰病有灾怪论。

全文分两段：首从病者应寒、应热、应吐、应泻、应汗、应语、应寐、应饮八方面之反常归结为灾怪；次则究其因，并以脉断之。

病有灾怪[1]，何謂也？病者應寒而反熱，應熱而反寒，應吐而不吐，應瀉而不瀉，應汗而不汗，應語而不語，應寐而不寐，應水而不水，皆屬灾怪也。

注：

[1]灾怪：此指病證的敗象、異象。灾，指敗損；怪，指變異。

此乃五藏之氣不相隨從而致之矣。四逆者不治。四逆[1]者，謂主客運氣俱不得時[2]也。

病有灾变怪异，指的是什么呢？病人患了应恶寒的病证却反而发热，患了应发热的病证却反而恶寒，患了应呕吐的病证却不呕吐，患了应泻泄的病证却不泻泄，患了应有汗的病证却不出汗，患了应多言的病证却不言语，患了应嗜睡的病证却不思睡，患了应引饮的病证却不饮水，这些都属于病证的灾变怪异。

这是由于五脏之气不能循时序顺传而导致败损变异。四逆的疾病是不可以治疗的。所谓四逆，

注：

[1]四逆：此指主氣、客氣、主運、客運都不相合而引起的疾病。

[2]主客運氣俱不得時：氣運理論。指主氣、客氣、主運、客運不與四時之氣相得。

是指主气、客气、主运、客运都不与四时之气相得。

按：医者贵在知常达变，本篇从常见证之变异，辨析脏气不相随从，诚放达变之思。

本篇结论中之四逆，源于《素问·玉机真脏论》，乃逆四时之脉也。然言主客运气俱不得时，则可见五运六气学说渗入《中藏经》之端倪。

水法有六论第十五

提要：本篇论治法之一：水法。六腑为阳，火亦为阳，而"阳之盛也，阴必不盈"，治法大要当为"阴不足则济之以水母"，遂以"水法"括之，故题曰水法有六论。

全文分两段：首论生于六腑之阳证症状；次论其治疗大法。

病起於六府者，陽之係也。陽之發[1]也，或上或下，或內或外，或畜在中。行之極[2]也，有能歌笑者，有能悲泣者，有能奔走者，有能呻吟者，有自委曲者，有自高賢者，有寤而不寐者，有寐而不寤者，有能食而不便利者，有不能食而便自利者，有能言而聲清者，有不能言而聲昧者。狀各不同，皆生六府也。

注：

[1]陽之發：指因陽邪發病。

病证起自六腑的，是与阳邪相连属的。阳邪所致病证发作之时，或在上或在下，或在内或在外，或积聚在中部。阳病发展到极点了，有高歌狂笑的，有悲伤哭泣的，有狂奔疾走的，有呻吟不止的，有自感卑微低贱的，有自感高尚贤能的，有常醒而不睡眠的，有常睡而不清醒的，有能进食但大便不通利的，有不能进食但大便通利的，有能言语且声音清楚的，有不能言语但声音模糊的。症状

[2]行之極：發展至極。此指陽邪所致的實證發展到了嚴重程度。

各不相同，但都起自六腑。

喜其通者，因以通之；喜其塞者，因以塞之；喜其水者，以水濟之；喜其冰者，以冰助之。病者之樂，慎[1]勿違背，亦不可强抑之也。如此從順，則十生其十，百生其百，疾無不愈矣。

注：

[1]慎：孫本作"孝宗廟諱"。今恢復本字。

病人喜好通利，就用通利的药物治疗；病人喜好收塞，就用收塞的药物治疗；病人喜好水液，就用滋水的药物济助；病人喜好寒凉，就用寒凉的药物救助。病人的喜好，注意不要违背，也不可勉强抑制。这样顺从病人的喜好去治疗，就会有十生十，有百生百，疾病就没有不能痊愈的了。

按：水法者，以水济阴之不足也。水为阴，寒为阴。水法乃以寒治热，然亦包括"壮水之主，以制阳光"之意，统言济之以水耳。

逆者正治，从者反治。逆者正也，反即从也，是则因其病之寒热虚实而言，盖寒热虚实有真假也。本篇所谓从、顺者，乃以病者所欲而言耳。故曰"病者之乐，慎勿违背，亦不可强抑之也"。究其大皆，旨属正治之法，而以病者之喜乐辨其寒热虚实之真假。举如大实有羸状而病者喜其通则通之，至虚有盛候而病者喜其塞则塞之；真热假寒而病者喜水者以水济之，喜其冰者以冰助之。

本篇所列之证候，皆为六腑所系。然亦有是证并非唯六腑所系者。因本书以阴阳类证，以脏腑之证系阴阳，以水火为阴阳之征兆而分述治法，此种分类究属粗略，然亦显其简朴矣。

火法有五论第十六

提要:本篇论治法之二:火法。盖五脏为阴,水亦为阴,而阴之盛也,阳必不足,治法大要当为阳不足则助之以火精,遂以"火法"括之,故题曰火法有五论。

全文分三段:首论生于五脏之阴证症状;次论治疗大法及其原理;末述水火之法乃阴阳大法。

病起於五藏者,皆陰之[1]屬也。其發也,或偏枯,或痿躄[2],或外寒而內熱,或外熱而內寒,或心腹膨脹,或手足拳攣,或口眼不正,或皮膚不仁,或行步艱難,或身體強硬,或吐瀉不息,或疼痛不寧,或暴無語,或久無音,綿綿默默,狀若死人。如斯之候,備出於陰。

注:

[1]之:趙本此下有"所"字。義長。

[2]痿躄:病名。爲陰邪所致,見肢體痿弱,行走困難等症。躄,bì,音"畢"。指瘸而難行。

陰之盛也,陽必不足;陽之盛也,陰必不盈。故前論云:陽不足則助之以火精,陰不足則濟之以水母者是也。故喜其汗者汗之,喜其溫者溫之,喜其熱者熱之,喜其火者火之,喜其湯者湯之。溫[1]

病证起自五脏的,都是与阴邪相连属的。阴邪所致的病证发作之时,或出现偏枯,或出现痿躄,或外寒而内热,或外热而内寒,或心腹膨闷胀满,或手足拘急挛缩,或口眼歪斜,或皮肤麻木,或行步艰难,或身体僵硬,或吐泻不得止息,或疼痛不得安宁,或突然不能言语,或长期不能发音,气息微微而默默无言,状态好像是已死的人。像这样的证候,尽是出自阴邪。

阴邪太盛,阳气必定不充足;阳邪太盛,阴气必定不充盈。所以前面《阴阳大要调神论》中说:阳不足者用属阳的药物治疗,就像用火神去救助它;阴不足者用属阴的药物治疗,就像用水神去济熱湯火，亦在其宜，慎^[2]勿强之。如是，則萬全其萬。

助它。因此，病人喜好发汗的使他能够发汗，病人喜好温熨的使他得到温熨，病人喜好热敷的使他得到热敷，病人喜好火灸的使他得到火灸，病人喜好汤浴的使他得到汤浴。温熨、热敷、火灸、汤浴，也要病人乐意接受，注意不要强迫进行。如果是这样，就万全其万。

注：

[1]温：宽保本此上有"汗"字。

[2]慎：孙本作"孝宗廟諱"。今恢復本字。

水火之法，真陰陽也。治救之道，當詳明矣。

水火的治疗方法，是真正调平阴阳的法则。治病救人之道，应该详尽明白了。

按：论治病大法以数语括之而挈其纲领者，由来尚矣。自《内经》始，即别阴阳，分标本，定逆从，明正反，论补泻，扶正、祛邪。金元则有张子和以汗、吐、下三法赅之。至明代，张景岳则列补、和、攻、散、寒、热、因、固之新方与古方八阵。程国彭则归结为汗、吐、下、和、温、清、消、补八法。可谓胪列详明矣。然以水法、火法统括者，则明载于《中藏经》，故此前后联袂之篇，实为本书论治法之大要。

既以水、火二法而立论，则必以阴阳而分证，然阴阳有显晦，寒热有真假，故水火二法既包括正治，亦包括反治。

风中有五生死论第十七

提要：本篇以风中于五脏之脉候决生死，并论其病因与治法，故题之曰风中有五生死论。为本书总论病因之首。

全文分两大部分：第一部分首先分述风中于五脏之不同症状，并论中风脉候，决生死。第二部分论风病之成因及诸脉候。

風中有五者，謂肝、心、脾、肺、腎也。五藏之中，其言生死，狀各不同。

心風之狀—作候：汗自出而好偃[1]，仰臥不可轉側，言語狂妄。若唇正赤者生，宜於心俞[2]灸之；若唇面或青或黃，或白或黑，其色不定，眼瞤動不休者，心絕也，不可救，過五六日即死耳。

注：

[1]偃：yǎn，音"演"。僵臥。

[2]心俞：穴名。屬足太陽膀胱經。現首見於《靈樞·背俞》。位於背部第五胸椎棘突下旁開一寸五分處。主治驚悸、健忘、癲癇、心痛、心悸等。向脊柱斜刺，禁深刺。

肝風之狀：青色圍目連額上，但坐不得倨僂[1]者可治；若喘而目直視，唇面俱青者死。肝風宜於肝俞[2]灸之。

注：

[1]倨僂：jù lǚ，音"巨旅"，指屈背曲腿的形狀。

[2]肝俞：穴名。屬足太陽膀胱經。現首見於《靈樞·背俞》。位於背部第九胸椎棘突下旁開一寸五分處。主治黃疸、脅痛、胃痛、吐血、衄血、眩暈、夜盲、癲癇等。向脊柱斜刺，禁深刺。

风邪致病有五种名称，是指肝风、心风、脾风、肺风、肾风。五脏所患的风病之中，若论生死预后，症状各不相同。

心风的症状：汗自出而好卧，仰卧不能转侧，言语狂妄失常。如果唇色红润的，主生，宜在心俞穴灸治；如果嘴唇、颜面时青时黄，时白时黑，其颜色不恒定，又眼跳动不休，是心气竭绝了，已经不可救治，过五六日就会死亡了。

肝风的症状：青色围绕眼眶，并延伸到额上，只能正坐而不能屈背弯腿的，可以医治；如果气喘而又双目呆视，嘴唇颜面都发青的，主死。肝风适宜灸肝俞穴。

脾風之[1]狀：一身通黃，腹大而滿，不嗜食，四肢不收持。若手足未青而面黃者可治，不然即死。脾風宜於脾俞[2]灸之。

注：

[1]之：孫本無。據瓚本、寬保本補。依上下語例亦當如此。

[2]脾俞：穴名。屬足太陽膀胱經。現首見於《靈樞·背俞》。位於背部第十一胸椎棘突下旁開一寸五分處。主治脘腹痛、噎嗝、瀉泄、臌脹及消化不良等。向脊椎斜刺，禁深刺。

脾风的症状：全身遍体发黄，腹部胀大满闷，不爱进食，四肢松弛无力。如果手足未发青而面色发黄的，可以医治，否则即刻就要死亡。脾风适宜灸脾俞穴。

腎風之狀：但踞坐[1]，而腰脚重痛也。視其脅下，未生黃點者可治，不然即死矣。腎風宜灸腎俞[2]穴也。

注：

[1]踞坐：以手撐膝、盤曲雙腿坐着。

[2]腎俞：穴名。屬足太陽膀胱經。現首見於《靈樞·背俞》。位於背部第二腰椎棘突下旁開一寸五分處。主治水腫、頭昏、耳鳴、遺精、陽痿、腰痛等。向脊椎斜刺，禁深刺。

肾风的症状：只能以手撑膝，盘曲双腿坐着，这是因为腰腿沉重疼痛所致。诊视他的胁下，没有出现黄色斑点的可以医治，否则即刻就要死亡。肾风适宜灸肾俞穴。

肺風之狀：胸中氣滿，冒昧，汗出，鼻不聞香臭，喘而不得臥者可治；若失血及妄語者不可治，七八日死。肺風宜於肺俞[1]灸之。

注：

[1]肺俞：穴名。屬足太陽膀胱經。現首見於《靈樞·背俞》。位於背部第三胸椎棘突

肺风的症状：胸中气满，头晕目眩，出汗，鼻不能闻香臭，喘促而不能安卧的，可以医治；如果咯血和狂言妄语的不可医治，七八日内会死亡。肺风适宜灸肺俞穴。

下旁開一寸五分處。主治咳嗽、哮喘、咯血、肺癆、肺癰、胸痛、皮膚瘙癢等。向脊椎斜刺，禁深刺。

凡診其脉，滑而散[1]者風也；緩而大，浮而緊—作虛，軟而弱，皆屬風也。

注：

[1]散：散脉。脉象名。現首見於《脉經》。指以脉來浮散不聚，輕取似有，重按則無爲特徵的脉象，多主元氣耗散將絕的重證。

大凡诊察病人的脉象，滑脉兼见散脉的，属风病；缓脉兼见大脉，浮脉兼见紧脉，软脉兼见弱脉的，都属风病。

中風[1]之病，鼻下赤黑相兼，吐沫而身直者，七日死也。又，中風之病，口噤筋急，脉遲者生，脉急[2]而數者死。

注：

[1]中風：病名。現首見於《靈樞·邪氣藏府病形》。證見突然昏僕，人事不省，半身不遂，口眼歪斜，語言不利等。

[2]急：急脉。脉象名。現首見於《素問·平人氣象論》。指以脉來緊急爲特徵的脉象，即"緊脉"。多主寒證和痛證以及宿食、驚風等病。

中风病人，若见鼻端红中夹黑，口吐涎沫而身体僵直的，七天内会死亡。此外，中风病人，见口噤而筋脉拘急，脉迟的，主生；脉急而数的，主死。

又，心脾俱中風，則舌强[1]不能言也；肝腎俱中風，則手足不遂也。

注：

[1]舌强：證名。指舌體强硬，運動不靈活的症狀。又名"舌本强"。

另外，心脾同时中风，可见舌僵硬不能言语；肝肾同时中风，可见手足麻木而不遂。

風之厥[1]，皆由於四時不從之氣，故爲病焉。有癮疹[2]者，有偏枯[3]者，有失音[4]者，有歷節[5]者，有癲厥[6]者，有疼痛者，有聾瞽[7]者，有瘡癩[8]者，有脹滿者，有喘乏者，有赤白[9]者，有青黑[10]者，有瘙癢者，有狂妄者，皆起於風也。

注：

[1]風之厥：指逆時之風，即風邪。

[2]癮疹：病名。現首見於《素問·四時刺逆從論》。證見皮膚出現大小不等的風團，時隱時現，劇癢，甚者可伴有腹痛、氣促、咯血等。又名隱疹、風癮等。

[3]偏枯：病證名。現首見於《素問·生氣通天論》。證見一側肢體癱瘓，不能隨意運動，一般爲中風後遺症。又名偏癱、偏風、偏廢、半身不遂。

[4]失音：證名。指發不出聲音的症狀。又名聲啞、音啞、聲音嘶啞等。

[5]歷節：病名。現首見於《金匱要略·中風歷節病脉證并論第五》。證見關節疼痛，游走不定，痛勢劇烈，屈伸不利，晝輕夜重，甚至關節紅腫熱痛。又名歷節風、白虎風、白虎歷節、痛風。

[6]癲厥：古病名。即厥癲。現首見於《金匱要略·婦人雜病脉證并治第二十二》。指厥逆癲狂的病證。

[7]瞽：gǔ，音"鼓"。目盲。

[8]瘡癩：癩，lài，音"賴"，惡疾。此指麻風病。

[9][10]赤白、青黑：指眼下、鼻下、人中

风邪的逆乱，都是由于四时不正之气，所以产生了疾病。有发斑疹的，有患偏枯的，有患失音的，有患历节风的，有癫痫厥逆的，有身体疼痛的，有耳聋目盲的，有疮疡恶疾的，有胸腹胀满的，有喘促乏息的，有眼下、鼻下、人中左右呈现红色白色的，也有呈现青色黑色的，有皮肤瘙痒的，有狂躁妄乱的，这都起自风邪。

的颜色。《諸病源候論》曰："眼下及鼻人中左右白者可治，一黑一白者不可治。"

其脉浮虚[1]者，自虚而得之；實大者，自實而得之；弦緊者，汗出而得之；喘乏者，飲酒而得之；癲厥者，自勞而得之；手足不遂[2]者，言語蹇澀[3]者，房中而得之；癮疹者，自痺[4]—作卑濕而得之；歷節疼痛者，因醉犯房而得之；聾瞽瘡癩者，自五味飲食冒犯禁忌而得之。千端萬狀，莫離於五藏六府而生矣。所使之候，配以此耳！

注：

[1]虛：虛脉。脉象名。現首見於《素問·通評虛實論》。指以寸、關、尺三部按之空虛無力爲特徵的脉象。多主氣血兩虛的病證。

[2]遂：孫本作"中"，據本篇上文及寬保本改。

[3]言語蹇澀：證名。指因舌體強硬、轉動不靈而致言語不清或吐詞失真的症狀。多見於中風或醉酒者。

[4]痺：疑爲"卑"字之誤。

上述病证中脉象浮虚的，是由正气虚弱而致；脉象实大的，是由邪气盛实而致；脉象弦紧的，是出汗以后感受风邪而致；气喘乏力的，是饮酒以后感受风邪而致；癫痫厥逆的，是由劳累而致；手足麻木不遂和言语蹇涩的，是房事以后感受风邪而致；患斑疹的，是由感受湿邪而致；历节疼痛的，是借醉强行房事而致；耳聋目盲和患疥疮恶疾的，是由进食酸、苦、甘、辛、咸各种膏粱厚味的饮食时，冒犯了种种禁忌而致。千万种症状，没有离开五脏六腑而产生的。所列举的各种证候，只是用五脏六腑来相配罢了！

按：本篇总论外邪之为病，其因以风赅之。盖风为百病之长，六气之中，惟风能兼五气而伤人。由此观之，本论以风赅外因，实本于《内经》之旨。

病因之说，固始自《内经》，而代有发挥，迨至陈言则界划为三，几成定论，今以本论返观之，则《中藏经》之论诚为古朴。

论中所谓"风之厥"者，非后世所言风厥之证，乃谓风邪为病皆由四时不正之气，即逆时之风也。

积聚癥瘕杂虫论第十八

提要:本篇论积、聚、癥、瘕、杂虫之为病,并定其病名,故题曰积聚癥瘕杂虫论。为本书总论病因之二。

全篇分两大部分:第一部分首先论积聚癥瘕杂虫之成因,次则论及各有所系属,即积系于脏,聚系于腑,癥系于血,瘕系于气,虫乃血气食物相感而化生。第二部分则分别定其名,并指出"为病之说,出于诸论;治疗之法,皆具于后"。盖本篇为总论积聚癥瘕杂虫耳。

積聚[1]癥瘕[2]雜蟲者,皆五藏六府真氣失而邪氣并[3],遂乃生焉。

注:

[1]積聚:病名。現首見於《靈樞·五變》。證見腹內結塊,或脹或痛。

[2]癥瘕:病名。現首見於《金匱要略·瘧病》。泛指腹腔內包塊。以有形而按之堅硬不移,痛有定處者爲癥;聚散無常,按之游移不定,痛無定處者爲瘕。

[3]并:聚合,交并。

久之不除也,或積或聚,或癥或瘕,或變爲蟲,其狀各異。有能害人者,有不能害人者,有爲病緩者,有爲病速者,有疼者,有癢者,有生頭足者,有如抔塊[1]者,勢類不同。蓋因內外相感,真邪相犯,氣血熏搏,交合而成也。

注:

[1]抔塊:抔,pō,音"剖"。孫本作"杯",形近致誤,據趙本改。此指小包塊。

积、聚、癥、瘕、杂虫,都因五脏六腑真气丧失而邪气交并,于是就产生这些疾病。

邪气久留不去,或成为积,或成为聚,或成为癥,或成为瘕,或变为虫,所造成的症状各不相同。有能伤害人体的,有不能伤害人体的,有致病缓慢的,有致病迅速的,有使人疼痛的,有使人瘙痒的,有生长头尾的,有像小包块的,情势类别各不相同。总之,是因内外之邪相感,正气与邪气相犯，气血熏灼聚集，交并会合而成。

积者系於藏也，聚者系於府也，藏者系於氣也，瘕者系於血[1]也，蟲者乃血氣食物相感而化也。

注：

[1]藏者系於氣也，瘕者系於血：氣、血二字似宜互換。

积病系属在脏，聚病系属在腑，癥系属在气，瘕系属在血，虫是血气食物相互感应变化而生成。

故積有五，聚有六，癥有十二，瘕有八，蟲有九，其名各不同也。積有心、肝、脾、肺、腎之五名[1]也；聚有大腸、小腸、膽、胃、膀胱、三焦之六名也；癥有勞、氣、冷、熱、虛、實、風、濕、食、藥、思、憂之十二名也；瘕有青、黃、燥、血、脂、狐、蛇、鱉之八名也；蟲有伏、蛇[2]、白、肉、肺、胃、赤、弱、蟯之九名也。

注：

[1]之五名：孫本無，據寬保本補。依上下語例亦當如此。

[2]蛇：疑爲“虵”。同“蛔”。

古代积病有五种，聚病有六种，癥病有十二种，瘕病有八种，虫病有九种，它们的名称各不相同。积病有心积、肝积、脾积、肺积、肾积五种病名；聚病有大肠聚、小肠聚、胆聚、胃聚、膀胱聚、三焦聚六种病名；癥病有劳癥、气癥、冷癥、热癥、虚癥、实癥、风癥、湿癥、食癥、药癥、思癥、忧癥十二种病名；瘕病有青瘕、黄瘕、燥瘕、血瘕、脂瘕、狐瘕、蛇瘕、鳖瘕八种病名；虫病有伏虫、蛔虫、白虫、肉虫、肺虫、胃虫、赤虫、弱虫、蛲虫九种病名。

爲病之説，出於諸論；治療之法，皆具於後。

形成上述疾病的解说，见于各篇所论；治疗的方法，都详备在后。

按：积聚癥瘕杂虫之成因，本篇谓"皆五脏六腑真气失而邪气并，内外相感，真邪相犯，气血熏搏，交合而成"，诚为确论。

积聚癥瘕杂虫之名，本论已次第列举，而《诸病源候论》等书所列之名均有出入。盖古人名病，或取其类，或象其形，如"蛕"，有名为长虫，或名为蛇者，当明辨之。

劳伤论第十九

提要：本篇论劳伤之成因、脉候及其预防大法，故题曰劳伤论。为全书总论病因之三。

全文分三部分：第一部分先述劳伤之别，次以五脏、内外、荣卫分述其病因。第二部分论劳伤之传变、证候及预防。第三部分论劳伤之脉象。

勞者，勞於神氣也；傷者，傷於形容也。

劳，是指精神与真气方面的劳损；伤，是指形体与容貌方面的伤损。

飢飽無度則傷脾，思慮過度則傷心，色欲過度則傷腎，起居過常[1]則傷肝，喜怒悲愁過度則傷肺。

饥饱无度则伤脾，思虑过度则伤心，色欲过度则伤肾，起居过度则伤肝，喜怒悲愁过度则伤肺。

注：
[1]常：宽保本作"度"。可参。

又，風寒暑濕則傷於外，飢飽勞役則敗於內。晝感之則病榮[1]，夜感之則病衛[2]。榮衛經行，内外交運[3]，而各從其晝夜也。

另外，风寒暑湿可从外表伤害人体，饥饱劳役可从内部损伤人体。白昼受到这些损害就得营血病，夜晚受到这些损害就得卫气

注:

[1][2]榮、衛:榮,同"營",即營血。衛,衛氣。現首見於《靈樞·營衛生會》。營氣、衛氣皆爲水谷精氣所化,營行脉中,營養周身;衛行脉外,捍衛軀體。

[3]内外交運:白晝衛氣行於陽,營氣行於陰;夜晚衛氣行於陰,營氣行於陽。營在内,衛在外。所以表現爲内外交相運行。

病。营卫循行经脉,内外交相运作,营卫病的发生各符合其昼夜运行的规律。

勞[1]於一,一起爲二,二傳於三,三通於四,四干於五,五復犯一[2]。一至於五,邪乃深藏,真氣自失,使人肌肉消,神氣弱,飲食減,行步艱難。及其如此,雖司命亦不能生也。

注:

[1]勞:趙本此上有"始"字。疑是。

[2]勞於一……五復犯一:一藏受病,不愈,則按五行相克規律依次傳變。

因劳而损害一脏,一脏发病后不愈传到第二脏,第二脏受病后不愈就传到第三脏,第三脏受病后不愈就达到第四脏,第四脏受病后不愈就涉及第五脏,第五脏受病后不愈就再侵害第一脏。从第一脏到第五脏,邪气就深深藏蓄,真气就会自行丧失,使人肌肉消瘦,神气衰弱,饮食减少,行步艰难。等到了上述这样的地步,即使是主管生命的神也不能使他生存了。

故《調神氣論》[1]曰:調神氣,慎[2]酒色,節起居,省思慮,薄滋味者,長生之大端也。

注:

[1]《調神氣論》:古醫經名。

[2]慎:孫本作"孝宗廟諱"。今恢復本字。

所以,《调神气论》说:调养神气,慎戒酒色,适时起居,减少思虑,清淡饮食,是延年益寿的根本大法。

诊其脉,甚數——作數甚,餘下仿此 甚急、甚細、甚弱、甚微、甚濇、甚滑、甚短、甚長、甚浮、甚沉、甚緊、甚弦、甚洪、甚實,皆生於勞傷。

诊察病人的脉象,凡见过数、过急、过细、过弱、过微、过涩、过滑、过短、过长、过浮、过沉、过紧、过弦、过洪、过实,都出现于劳伤而致的病。

按:饮食、男女、起居、情志,乃人生之常,过则为患矣。故本论谓"饥饱无度则伤脾,思虑过度则伤心,色欲过度则伤肾,起居过常则伤肝,喜怒悲愁过度则伤肺",甚为精审,较之以五主五合之推论,则更符五脏功能。

本篇与前两篇合而为本书之病因总论。所言"风寒暑湿则伤于外,饥饱劳役则败于内"即可明见微旨。由是可知,三因界划,至《中藏经》已具雏形矣。

传尸论第二十

提要:本篇论传尸之成因及证候,故题曰传尸论。为全书总论之终篇。

全文分三部分:第一部分概述传尸成因。第二部分列述传尸之证候,第三部分论传尸病名之由来。

傳尸[1]者,非一門相染而成也。人之血氣衰弱,藏府虛羸,中於鬼氣,因感其邪,遂成其疾也。

传尸,这种病不是在一家一户之中相互感染而形成的。人的血气虚弱,脏腑亏虚,被患传尸病的人的秽气所中伤,因而感受了哪种邪气,于是就形成哪种疾病了。

注:

[1]傳尸:病名。現首見於本篇,又見於《三因極一病證方論》,稱爲勞瘵。又名尸疰、鬼疰等。即"肺癆病"。證見咳嗽、吐痰、咯血、盗汗、潮熱、顴紅、消瘦等。起病緩慢,具有傳染性。

其候：或咳嗽不已，或胸膈妨[1]悶，或肢體疼痛，或肌膚消瘦，或飲食不入，或吐利不定，或吐膿血，或嗜水漿，或好歌詠，或愛悲愁，或癲風—作狂發歇，或便溺艱難。

注：

[1]妨：寬保本作"胅"，義長。

传尸的证候：有的咳嗽不止，有的胸膈胀闷，有的肢体疼痛，有的肌肤消瘦，有的饮食难以咽下，有的呕吐泄泻不停，有的咳吐脓血，有的喜饮水浆，有的喜好高歌叹咏，有的喜爱悲愁忧思，有的癫风间歇发作，有的大小便排泄困难。

或因酒食而遇，或因風雨而來，或問病吊喪而得，或朝走暮游而逢，或因氣聚，或因血行，或露臥於田野，或偶會於園林。鐘[1]此病死之氣，染而爲疾，故曰傳尸也。治療之方，備於篇末。

注：

[1]鐘：撞也，無意中遇到。

这种病，有的因饮酒进食遭遇，有的因感冒风雨所致，有的问病吊丧时而得，有的朝暮漫游时碰上，有的因病邪之气汇聚，有的因病人污血传移，有的因露宿在田野，有的因偶遇在园林。撞上这种病的尸气，感染而成为疾病，所以就称作传尸。该病的治疗方药，备述在本书后面。

按：传尸，为虚劳证中之最剧者，其变化尤多，或云二十二种，或云三十六种，实乃古代未能究明之结核类传染病也。

传尸由何而生？历代认识不一。本论责之血气衰弱，脏腑虚赢，又遇病死之气，染而为疾。此乃古人早知传染之为患之明证。

自《人法于天地论第一》至本论共二十篇，为《中藏经》之总论部分，故若以内容区划，则应以此篇为第一卷之终。

论五脏六腑虚实寒热生死逆顺之法第二十一

提要:本篇至第三十二论,凡十二篇,乃五脏六腑虚实寒热脉证及决生死逆顺法之专论,首创脏腑辨证"八纲"。此为总领之说,故题曰论五脏六腑虚实寒热生死逆顺之法。

全文分两段:首言五脏六腑之常变皆赖诊察形证脉气而知之;次述调之使平之大法,并言各脏腑之脉证附后,以示此篇为总说,统领余下之十一篇也。

夫人有五藏六府,虚、實、寒、熱、生、死、逆、順,皆見於形證脉氣。若非診察,無由識也。

人有五脏六腑,脏腑疾病的属虚、属实、属寒、属热、生证、死证、逆证、顺证,都显现在形证脉气上。如果不进行诊察,就没有根据判断了。

虚則補之,實則瀉之,寒則溫之,熱則涼之,不虛不實,以經調之,此乃良醫之大法也。其於脉證,具如篇末。

属虚的病证就用补法治疗它,属实的病证,就用泻法治疗它,属寒的病证就用温法治疗它,属热的病证就用凉法治疗它,不虚不实的病证,就按脏腑所属的本经调治它,这就是高明医生的治病大法。各脏腑的那些脉证,备述在本篇的后面。

按:辨证论治,首宗八纲。盖阴阳者,病类也;寒热者,病机也;表里者,病位也;虚实者,病性也。五脏六腑之病则在里,脏腑不能言,逆顺生死当决之于形证脉气是也。然则寒热乃阴阳所化,识寒热则温凉为用;虚实乃阴阳所钟,辨虚实则补泻可施;非虚非实,半虚半实,当从本经取治,调之使平。故虚实寒热生死逆顺,乃开创脏腑辨证之"八纲"也。此诚大法,非谓言之简朴,实可执简以驭繁矣。

考本篇之旨,实源自《灵枢·经脉》,撮其十一段之要义成篇而总领之,然后依原经十一段而分为十一篇,逐一阐发之,掘其蕴义,发其隐微,振裘挈领。

论肝脏虚实寒热生死逆顺脉证之法第二十二

提要:本篇论肝脏之病证脉候及决生死逆顺之法,为分论脏腑病证第一篇,故题曰论肝脏虚实寒热生死逆顺脉证之法。

全文分两部分:第一部分概说肝脏生理、平病脉象及肝病虚实脉象所主证候。第二部分详论肝之实、虚、积、寒、热、虚冷诸病候及决生死法。

肝者,與膽爲表裏,足厥陰[1]少陽[2]是其經也。王[3]於春。春乃萬物之始生,其氣嫩而軟,虛而寬,故其脉弦。軟不可發汗,弱則不可下。弦長曰平[4],反此曰病。

注:

[1]足厥陰:經脉名,足厥陰肝經的簡稱。現首見於《靈樞·經脉》。爲十二經脉之一,起於足大趾爪甲後最叢毛處,沿足背和脛骨内緣向上,繞陰器,至小腹,挾胃,屬肝,絡膽,貫膈,布於脅下,沿喉嚨,連目系,出額與督脉會於頭項。

[2]少陽:此二字凝衍。下文《論膽虛實寒熱生死逆順脉證之法》中有"與肝爲表裏,足少陽是其經也"。又,其他論皆無表裏經脉同見之例。

[3]王:通"旺",下同。

肝与胆是表里关里,足厥阴经是肝所属的经脉。肝气旺盛于春季。春季是万物萌发生长的时节,旺盛在春的肝气嫩弱而柔软,轻虚而舒缓,所以肝脉是像琴弦那样又柔弱又轻缓的弦脉。脉软者不可以发汗,脉弱者不可以泻下。弦长的脉是肝的平脉,与此相反的就是病脉。

[4]弦長曰平：指弦長脈是肝的常脈。現首見於《素問·平人氣象論》。

脈虛而弦，是謂太過，病在外。太過則令人善忘，忽忽眩冒。實而微，是謂不及，病在內。不及則令人胸痛，引兩脅脹滿。

脉象虚而又弦，这是肝气太过，主病在表。肝气太过就使人健忘，昏昏沉沉而头晕目眩。脉象实而又微的，是肝气不及，主病在里。肝气不及就使人胸痛，牵引两胁胀满。

大凡肝實則引兩脅下痛，引[1]小腹，令人本無此五字喜怒；虛則如人將捕之；其氣逆，則頭痛、耳聾、頰赤一作腫。其脉沉之而急，浮之[2]亦然，主脅肋一作支滿，小便難，頭痛，目眩。其脉急甚，惡言；微急，氣在胸脅下；緩甚，嘔逆；微緩，水痹[3]；大急，內癰[4]吐血；微大，筋痹[5]；小甚，多飲；微大本作小，消癉[6]本作癖；滑甚，癲疝[7]；微滑，遺弱；澀甚，流飲[8]；微澀，瘈攣變也本無此二字。

大凡肝气实就引起两胁下痛，疼痛牵引小腹，使人喜好发怒；肝气虚就感到像有人将要逮捕他那样时时恐慌；肝气上逆，就见头痛、耳聋、面颊发赤。病人脉象沉而又急，或兼见浮脉也一样，这些脉象主胁肋饱闷，小便不畅，头痛，目眩。病人脉来很急，表现为不愿意说话；脉来微急，是气积在胸胁下；脉来过缓，见呕吐呃逆；脉来微缓，是患水痹；脉来大而且急，是患内痈、吐血；脉来微大，是患筋痹；脉来很小，可见大量饮水；脉来微大，是患消癉；脉来过滑，是患癫疝；脉来微滑，就见遗尿；脉来过涩，是患流饮；脉来微涩，就见抽搐转筋。

注：
[1]引：此上疑脫“痛”字。
[2]浮之：寬保本作“浮而急”。可參。
[3]水痹：古病名。現首見於本篇。泛指水邪停滯導致小便不通的病。
[4]內癰：古病名。現首見於本篇。泛指體內有膿腫的病，如肝癰、肺癰、腸癰等。
[5]筋痹：病名。現首見於《素問·痹論》。

證見關節疼痛、筋脉拘急、攣縮難伸。

　　[6]消癉:病名。現首見於《素問·評熱病論》。泛指肝、心、腎三經陰虛內熱、外消肌肉的病變。

　　[7]癲疝:即癩疝。爲寒濕引起陰囊腫大的病。

　　[8]流飲:病名。現首見於本篇。又見於《諸病源候論》,亦稱"痰飲"。證見脘腹脹滿,胃內停飲不消,按之有振水之聲,嘔吐清水及黏液,口渴不欲飲,水入即吐,小便不利,心悸氣短等。

　　又,肝之積氣在脅,久不去[1],發爲咳逆,或爲痎瘧[2]也。虛則夢花草茸茸,實則夢山林茂盛。肝之病,旦喜[3]一作慧,晚甚,夜静。肝病則頭痛,脅痛本無此二字,目眩,肢[4]滿,囊縮,小便不通一作利,十日死。

注:

　　[1]去:孫本無,據醫統本補。

　　[2]痎瘧:古病名。現首見於《素問·瘧論》。指兩日一發的瘧疾,伴有咳逆。

　　[3]喜:疑爲"慧"字之誤。

　　[4]肢:疑爲"腹"字之誤。

　　又,身熱惡寒,四肢不舉,其脉當弦長而急,反短而澀,乃金刻[1]木也,十死不治。

注:

　　[1]刻:通"克"。

　　还有,肝的积气在胁下,结积已久没有消除,就发为咳逆,或发为咳疟。肝气虚就梦见花草丛丛,肝气实就梦见山林茂盛。患肝病,常早晨清爽,晚上加重,夜间安静。患肝病,若头痛,胁痛,目眩,肢体肿胀,阴囊紧缩,小便不通,十日内会死亡。

　　还有,身热恶寒,四肢不能举,它的脉象应当弦长而急,反见脉来短而涩,就是金克木了,必死不治。

又，肝中寒，則兩臂痛不能舉，舌本燥，多太息[1]，胸中痛，不能轉側，其脉左關上遲而澀者，是也。

注：

[1]太息：證名。現首見於《靈樞·脈論》。指嘆氣的症狀。

肝中熱，則喘滿而多怒，目疼，腹脹滿，不嗜食，所作不定，睡中驚悸，眼赤視不明，其脉左關陰實者，是也。

肝虛冷，則脅下堅痛，目盲，臂痛，發寒熱如瘧狀，不欲食，婦人則月水不來而氣急，其脉左關上沉而弱者，是也。

还有，肝伤于寒邪，则见两臂疼痛不能上举，舌根干燥，常常叹息，胸中作痛，不能转侧，脉来左关前迟而又涩的，就是肝伤于寒邪的脉象了。

肝伤于热邪，则见喘促胸满，而且常常发怒，双目作痛，腹胀饱满，不欲进食，所作所为没有定见，睡眠中惊恐心悸，双眼发赤，视物不明，脉来左关后是实脉的，就是肝伤于热邪的脉象了。

肝气虚冷，则见胁下坚硬疼痛，目盲，两臂疼痛，恶寒发热像患了疟疾一样，不欲饮食，妇女则见月经不来而且气促，脉来左关前沉而又弱的，就是肝气虚冷的脉象了。

按：足厥阴肝为风木之脏，喜条达而恶抑郁，此皆以气言也。本论阐明肝之生理及平人肝脉之象后，首以太过与不及，实与虚分论之，是谓挈其纲矣。气郁不舒，肝失条达，则为太过，太过则实。其肝之积气在胁久不去，肝中寒，肝中热皆然，非可泥于"脉虚而弦是谓太过"。肝血亏虚则肝木失养，是谓不及，不及则虚，其肝虚冷皆属。明乎此，则可知肝可补，补益其血也；肝可泄，疏泄其气也。

论胆虚实寒热生死逆顺脉证之法第二十三

提要：胆与肝为表里，本篇论胆病之脉证，故题曰论胆虚实寒热生死逆顺脉证之法。

全文分两部分：首述胆腑之生理；次论胆腑虚实寒热生死逆顺之脉证。

膽者，中正之府[1]也，號曰將軍，決斷出焉，言能喜怒剛柔也。與肝爲表裏，足少陽[2]是其經也。

胆是中正之腑，号称将军，人的决断能力归属于胆，这是说它能使人能喜悦或震怒，能刚强或柔顺的缘故。胆与肝是表里关系，足少阳经是它所属的经脉。

注：

[1]中正之府：又稱"中正之官"。現首見於《素問·靈蘭秘典論》。膽具有剛正果決的特性，在防御、消除不良精神刺激和平和、協調藏府氣血關係等方面具有重要的作用，所以稱膽爲"中正之府"。

[2]足少陽：經脉名，足少陽膽經的簡稱。現首見於《靈樞·經脉》。爲十二經脉之一。起於目外眦，繞行頭側、耳部，經軀干側面下行，絡肝，屬膽，沿大腿外側，至第四趾末端，其支交足厥陰肝經。

虛則傷寒；寒則恐畏，頭眩不能獨臥；實則傷熱，熱則驚悸，精神不守，臥起不寧。

胆气虚就易感受寒邪，胆受寒邪就感到恐惧，头晕目眩不敢独自安睡；胆气实就易感受热邪，胆受热邪就感到惊悸，精神不安宁，时卧时起而烦躁不安。

又，玄水[1]發，則其根在於膽，

还有，玄水发作，它的根源就

61

先從頭面起，腫至足也。

注：

［1］玄水：指病發於膽的水腫。參閱本書《論水腫脉證生死候第四十三》。

又，肝咳久不已，則傳邪入於膽，嘔清苦汁也。

又，膽病則喜太息，口苦，嘔清汁—作宿汁，心中澹澹恐，如人將捕之，咽中介介然數唾。

又，膽脹則舌—作脅下痛，口苦，太息也。邪氣客於膽，則夢鬥訟。其脉診在左手關上，浮而得之者，是其部也。

膽實熱，則精神不守。又，膽熱，則多睡。膽冷，則無眠。

又，左關上脉，陽[1]微者，膽虛也；陽數者，膽實也；陽虛者，膽絕也。

注：

［1］陽：此指浮脉。

在于胆，这种病先从头面开始，直肿到足部。

还有，肝咳日久不愈，邪气就传入到胆，胆受邪就呕吐又清又苦的水汁。

还有，患胆病就喜欢叹息，口苦，呕吐清水，心中晃晃荡荡恐惧不安，时时感到好像有人将要逮捕他，咽中似有气梗而频频吐出唾液。

还有，患胆胀就舌下痛，并见口苦，经常叹息。邪气侵害到胆，就常梦见与人争斗。这种脉象诊察在左手关前，轻取就得到浮脉，这是诊胆胀的部位。

胆有实热，则精神就不能保持正常。另外，胆热可见嗜睡。胆冷可见失眠。

此外，诊左关前脉，浮兼微的是胆虚，浮兼数的是胆实，浮兼虚的是胆绝。

按:本篇名曰"论胆虚实寒热生死逆顺之法",但通篇除言左关上脉"阳虚者胆绝"之外,无有断生死逆顺之语,疑有脱漏。

论心脏虚实寒热生死逆顺脉证之法第二十四

提要:本篇论心脏之脉候病证,故题曰论心脏虚实寒热生死逆顺脉证之法。

全文可分两部分:首论心之生理;次论心脏虚实寒热诸病及生死逆顺脉证。

心者,五藏之尊號,帝王[1]之稱也。與小腸爲表裏,神之所舍。又主於血,屬於火,王於夏,手少陰[2]是其經也。

注:

[1]帝王:又稱"君主之官"。現首見於《素問·靈蘭秘典論》。心主神明,具有統帥、主宰人的生命活動的作用,有如君主、帝王,所以稱心爲"帝王"或"君主之官"。

[2]手少陰:經脉名。手少陰心經的簡稱。現首見於《靈樞·經脉》。爲十二經脉之一。起於心中,下膈,絡小腸,從心系直行上肺,出腋下,沿上肢内側後緣,至小指内側端,交手太陽小腸經。

凡夏脉鈎[1],來盛去衰,故曰鈎,反此者病。來盛去亦盛,此爲太過,病在外;來衰去盛,此爲不及,病在内。太過則令人身熱而骨痛,口瘡,舌焦,引水;不及則令

心具有五脏中最崇高的名位,有帝王的称号。心与小肠是表里关系,是神所藏之处。同时,心主血,属于火,心气旺盛在夏季,手少阴经是它所属的经脉。

大凡与夏季相应的心脉好似头大尾小的曲钩,顺着的来势快速,逆着的去势迟缓,所以称作钩脉,与此相反的就是病脉。脉来势快速,去势也快速,这是心气太

人煩躁—作心，上爲咳唾，下爲氣泄[2]。其脉來累累[3]如連珠，如循琅玗[4]，曰平。脉來累累—本無此四字，却作喘喘連屬，其中微曲，曰病。來前曲後倨[5]，如操帶鈎[6]，曰死。

注：

[1]鈎：鈎脉。脉象名。現首見於《素問·玉機真藏論》。指夏令以洪大稍堅、來盛去衰如鈎之狀爲特徵的脉象，又稱"夏脉"。

[2]氣泄：指心氣下陷的病證。如矢氣、陰吹。

[3]累累：léi léi，音"雷雷"。重疊連貫的樣子。

[4]琅玗：láng gān，音"郎甘"。像珠玉一樣的美石。

[5]前曲後倨：前后皆曲如鈎。形容脉來上下如鈎，而不柔和。倨，jù，音"巨"。

[6]帶鈎：兩頭有鈎的袍帶。

又，思慮過多則怵惕[1]，怵惕傷心，心傷則神失，神失則恐懼。

注：

[1]怵惕：證名。現首見於《靈樞·本藏》。指精神緊張，恐懼驚嚇的症狀。

又，真心痛[1]，手足寒，過節五寸，則旦得夕死，夕得旦死。

注：

[1]真心痛：病名。現首見於《靈樞·厥病》。證見心痛甚，手足發青至關節處。

过，主病在表；脉来势迟缓，去势快速，这是心气不及，主病在里。心气太过就使人身热而又骨痛，口生疮疡，舌干燥焦苦，渴而引饮；心气不及就使人烦躁，心气上逆发为咳嗽，心气下陷发为气泄。心脉来时如同串串珠玑，像抚摸在珠玉美石上一样，这是心的平脉。脉来虽然如同串串珠玑相互连贯，但其间有细细的弯曲，这是心的病脉。脉来前弯后曲，如同操持前后有钩的袍带，这是心的死脉。

又有，思虑过多就惊慌不安，惊慌不安就伤损心气，心气伤损就使精神意志衰退，精神意志衰退就产生恐惧。

又有，真心痛见手足冰凉，发凉越过肘膝关节五寸，这是朝发夕死、夕发朝死的病证。

又，心有水氣則痹[1]，氣滯[2]身腫，不得臥，煩而躁，其陰腫[3]也。

注：

[1]痹：此指心氣閉阻，亦即胸中鬱悶之意。

[2]氣滯：指氣的運行不暢或阻滯。

[3]陰腫：證名。現首見於《金匱要略·水氣病》。指生殖器水腫的症狀。

又，心中風，則翕翕—作吸發熱，不能行立，心中飢而不能食，食則吐嘔。

夏，心王[1]。左手寸口脉洪、浮、大而散，曰平，反此則病。若沉而滑者，水來克火，十死不治；弦而長者，木來歸子，其病自愈；緩而大者，土來入火[2]，爲微邪相干，無所害。

注：

[1]心王：心氣旺盛。

[2]土來入火：火生土，土爲火子，火爲土母，土作用於火，不是乘侮關係，所以屬於微邪。

又，心病則胸中痛，四—作脅肢滿脹，肩背臂膞皆痛。虛則多驚悸，惕惕然無眠，胸腹及腰背引痛，喜—作善悲，時眩仆。心積氣久

又有，心有水气就使心气闭阻，见气滞身肿，不能安卧，心中烦躁，阴部肿大。

又有，心感受风邪，可见微微发热，不能行走和站立，心中感到饥饿却又不能进食，进食就会呕吐。

夏季心气旺盛。左手寸口脉来洪、浮、大而散，这是平脉，不同于这些脉象的就是病脉。如果脉来沉而滑，是水来克火，必死无治；脉来弦而长，是木来生火，属火的心病可以自愈；脉来缓而大，是土来入火，这是微邪相干，不会被其损害。

又有，心有病可见胸中作痛，四肢胀满，肩背臂膞都痛。心气虚可见常常惊悸，颤颤惊惊而失眠，胸腹及腰背牵引疼痛，多表现

不去，則苦憂煩，心中痛。實則喜笑不息，夢火發。心氣盛，則夢喜笑及恐畏。邪氣客於心，則夢山丘煙火。心脹[1]，則心煩短氣，夜臥不寧。心腹痛，懊憹，腫，氣來往上下行，痛有時休作，心腹中熱，喜水，涎出，是蚘蛟[2]蚘恐是蚘字，蛟恐是咬字心也。心病則曰中慧，夜半甚，平旦静。

注：

[1]心脹：古病名。現首見於《靈樞·脹論》。證見心煩、短氣、睡臥不安等。

[2]蚘蛟：應作蚘咬。形近之誤。蚘，即"蛔"。咬，蟲行的樣子。即蛔蟲上竄引起疼痛。

悲愁伤感，有时头晕目眩而仆倒。心积气，日久不消，则苦于忧愁烦躁，心中作痛。心气实，可见喜笑不休，梦见起火。心气盛，可梦见欢乐或恐惧的事。邪气侵袭到心，可梦见山丘和烟火。患心胀，可见心烦短气，夜间睡卧不安。如见心腹作痛，烦乱懊恼，全身浮肿，气在腹中往来上下窜动，疼痛时止时作，心腹中发热，喜好饮水，常常流涎，这是蛔虫上窜心窝了。患心病，常见中午清爽，半夜加重，早晨安静。

又，左手寸口脉大甚，則手内熱赤一作服。腫太甚，則胸中滿而煩，澹澹[1]，面赤，目黄也。

注：

[1]澹澹：澹，dàn，音"淡"。形容心悸不安的樣子。

又有，左手寸口脉来过大，可见手心发热发红。身肿太甚，可见胸中满闷而又烦躁，心悸不安，面发赤，目发黄。

又，心病則先心痛，而咳不止，關膈[1]一作格不通，身重不已，三日死。心虚則畏人，瞑目欲眠，精神不倚[2]，魂魄妄亂。

注：

[1]關膈：膈，通"格"。關格，指氣機閉阻而格拒。

[2]倚：依附。

又有，心有病可先发心痛，然后咳嗽不止，气机闭阻，格拒不通，身体感到沉重，日久不能愈，三日内会死亡。心气虚则厌恶见人，常闭目而昏昏欲睡，精神萎靡而无所依附，失魂落魄而妄言惑乱。

心脉沉小而緊，浮，主氣喘。若[1]心下氣堅實[2]不下，喜咽乾[3]，手熱，煩滿，多忘，太息，此得之思憂太過也。其脉急[4]甚，則[5]發狂笑；微緩則吐血；大甚則喉閉—作痹；微大則心痛引背，善泪出；小甚則噦；微小則笑，消癉—作痹；滑甚則爲渴；微滑則心疝[6]引臍，腹—作腸鳴；澀甚則瘖[7]不能言；微澀則血溢，手足厥，耳鳴，癲疾。

注：

[1]若：醫統本作“苦”。義長。

[2]實：醫統本作“食”。義長。

[3]乾：瓚本、寬保本作“唾”。可參。

[4]急：醫統本作“緩”。

[5]則：寬保本此下有“瘰瘲微急心中痛引腰背痛不下食太緩則”十七字，可參。

[6]心疝：古病名。現首見於《素問・脉要精微論》，疝氣之一，證見心下疼痛而痛引臍部。

[7]瘖：聲音嘶啞。

又，心脉搏堅而長，主舌强不能語—作言；軟而散，當懾怯不食也。又，急甚則心疝，臍下有病形，煩悶少氣，大熱上煎。

心脉沉小且紧，或浮，主气喘。如感觉心下气坚实不降，多见咽干，手心发热，烦闷，健忘，常常叹息，这些病证是由于思虑太过而致。心病脉来很急可见狂笑；脉来微缓可见吐血；脉来很大可见喉闭；脉来微大可见心痛牵引到背部，常有眼泪流出；脉来很小可见呃逆；脉来微小可见不自主嘻笑、消癉；脉来很滑可见口渴；脉来微滑可见心疝痛引脐部，腹鸣；脉来很涩可见音哑不能言语；脉来微涩可见失血，手足厥逆，耳鸣，癫疾。

又有，心脉搏击应指坚实有力而长，主舌僵不能言语；脉来软而兼散，当见恐慌畏怯而不能进食。还有，脉来很急是患了心疝，脐下具有疝病的形态，并感烦闷短气，上部热盛。

又,心病狂言,汗出如珠,身厥冷,其脉當浮而大。反沉濡[1]而滑,其[2]色當赤,今反黑者,水克火,十死不治。

注:

[1]濡:濡脉。脉象名。參見《虛實大要論第八》注。

[2]其:孫本作"甚",形近而誤。據醫統本、寬保本改。依"其脉"語例亦當如此。

又有,患心病而发狂言,汗出如珠,全身厥冷,脉象应当是浮而又大。反见沉濡且滑,面色应当发赤,现在反而发黑的,这是水克火,必死无治。

又,心之積,沉之[1]而空空然,時上下往來無常處,病胸滿,悸[2],腰腹中熱,頰—作面赤,咽乾,心煩,掌中熱,甚則嘔血,夏差—本作春差冬甚。宜急療之,止於旬日也。

注:

[1]之:疑衍。

[2]悸:原作"胯"。據上下文義改。

又有,患心病而有积气,深深按下这种积气时却感空空荡荡,但它又时时上下往来没有固定的部位,而且有胸中满闷,心悸,腰腹中发热,面颊发红,咽干,心烦,手心发热,甚至呕血,夏季转安而冬季加重。这种病当尽速治疗,否则生命终止在十日以内。

又,赤黑色入口,必死也。面黄目赤者亦—作不死。赤如衃血[1]亦死。

注:

[1]衃血:凝結的死血。衃:pēi,音"胚"。

又有,患心病见赤黑色侵入唇舌,必死。面黄而双目发红的,也必死。颜面发红如同死血的,也必死。

又,憂恚[1]思慮太過,心氣內索[2],其色反和而盛者,不出十日死。扁鵲曰:心絕則一日死。色見凶多,而人雖健敏,名爲行尸。

又有,忧虑、愤怒、思虑太过,导致心气已经内尽,病人面色反现安和而鲜艳的,不超过十日必死。扁鹊说:心气竭绝的病一日一歲之中,禍必至矣。

注:

[1]恚:huì,音"惠"。憤恨惱怒。

[2]索:盡。

又,其人語聲前寬而後急,後聲不接前聲,其聲濁惡,其口不正,冒昧喜笑,此風入心也。

又,心傷則心壞,爲水所乘,身體手足不遂,骨節解[1],舒緩不自由,下利無休息,此疾急宜治之,不過十日而亡也。

注:

[1]解:通"懈"。

又,笑不待呻而復憂,此水乘火也。陰係於陽,陰起陽伏,伏則生熱,熱則生狂,冒昧妄亂,言語錯誤,不可采問—作聞,心已損矣。扁鵲曰:其人脣口赤,即可治,青黑即死。

死。心絕的面色显现是凶多吉少之象,而人的形体尚健壮灵敏,病名称为行尸。一年以内,灾祸必然会降临。

又有,患心病的人见言语声音开始从容而复急迫,后声不接前声,而且声音重浊难听,又见口部歪斜、昏昏沉沉而不时喜笑的,这是风邪入心了。

又有,心气伤损就使心的功能衰败,从而被水邪所侵凌,可见躯体、手足麻木不遂,关节松懈,伸展不能自由,下利没有休止,这种病当急速治疗,否则不超过十日就会死亡。

又有,笑时还未出声就又显得忧伤,这也是水邪侵凌不足的火脏了。阴依存于阳,阴起就阳伏,阳伏就生热,生热就发狂,可见昏昏沉沉而行为妄乱,言谈谬误而无法进行探问,这是心气已经损伤了。扁鹊说:这种病人口和唇发赤就可治疗,如果出现青黑色就必死。

又，心瘧[1]则先烦—作巅而後渴，翕翕發熱[2]也，其脉浮緊而大者，是也。心氣實，则小便不利，腹滿，身熱而重，温温欲吐，吐而不出，喘息急，不安臥，其脉左寸口與人迎皆實大者，是也。心虚则恐懼多驚，憂思不樂，胸腹中苦痛，言語戰栗，惡寒，恍惚，面赤目黄，喜衄血[3]，診其脉，左右寸口兩虚而微者，是也。

注：

[1]心瘧：古病名。現首見於《素問·刺熱論》。指心熱較甚的瘧疾，證見心内發熱、煩躁不安、喜好冷飲、熱多寒少。后世多反映瘧疾出現逆傳心包的病證。

[2]翕翕發熱：證名。現首見於《傷寒論·太陽病》。指病人自感如羽毛覆蓋在身上而温温發熱的症狀。翕：xī，音"悉"。

[3]衄血：病證名。現首見於《靈樞·百病始生》。泛指非外傷導致的身體外部出血，如鼻衄、耳衄、舌衄等。

又有，患心疟会先发烦躁而后口渴，犹如羽毛覆盖一样温温发热，病人的脉象浮紧且大的，就是患心疟。心气实，可见小便不利，腹部胀满，身体发热而又感沉重，心中泛泛欲吐，而吐又吐不出，喘息急促，不能安卧，病人脉象左寸口与人迎都实大的，就是这种心气实的病。心气虚，可见恐惧多惊，忧思不乐，胸腹中苦感疼痛，言语战战兢兢，恶寒，精神恍恍惚惚，面红目黄，经常衄血，诊察病人的脉象，左右寸口轻取重按都虚而微的，就是这种心气虚的病。

按：本篇所论心脏病证及心病预后甚为突出。

论中述及心脏病证有：真心痛、心痹、心中风、心积气、心胀等。"心痛则胸中痛"，但痛在心且手足寒者为真心痛；兼见身肿、阴肿，不得卧者为心痹；兼见发热、心中饥而不能食，食则呕吐者为心中风；兼见苦忧烦或喜笑不息，或梦喜笑畏恐、山丘烟火者，为心积气；兼见心烦、短气、夜卧不宁者，为心胀。凡此，本论皆列举精当。但亦有与他经不尽相同者，如述"心之积"则与《难经·五十六难》所言"心之积，名曰伏梁，起脐上，大如臂，上至心下，久不愈，令人病烦心"所述有异，庶可视为同名异病耳。

本论所言心病之预后,皆依五行生克规律定顺逆。凡色脉与证相生者为顺,色脉与证相克者为逆。故临证之用,不可拘泥。

本篇文字,诸本出入较多,而层次结构均同。所有衍、脱、误、阙虽一一校勘,但犹未尽意者,疑本篇前后错简,即"夏,心王"至"无所害"疑在"手少阴是其经也"之下,继之以"凡夏脉钩",因诸本同且无伤大旨,则姑录之于此以备忘耳。

论小肠虚实寒热生死逆顺脉证之法第二十五

提要:本篇论小肠之脉候病证,故题曰论小肠虚实寒热生死逆顺脉证之法。

全文可分为两部分:首论小肠之生理;次论小肠虚实寒热诸病之生死逆顺脉证。

小腸者,受盛之府[1]也,與心爲表裏,手太陽[2]是其經也。

小肠是受盛之腑,与心是表里关系,手太阳经是它所属的经脉。

注:

[1]受盛之府:又作"受盛之官"。現首見於《素問·靈蘭秘典論》。小腸具有承受由胃腐熟的食糜而泌清濁、別精華、分糟粕的作用,所以稱爲"受盛之官"。

[2]手太陽:經脉名。手太陽小腸經的簡稱,現首見於《靈樞·經脉》。爲十二經脉之一。起於小指外側端,沿上肢伸側後緣上行,入缺盆,絡心,下膈,屬小腸,其支向上至頰,到眼外角,另一條入目內眥,與足太陽膀胱經相接。

心與—本無此二字小腸絕者,六日死。絕則髮直如麻,汗出不已,不得屈伸者是也。

心与小肠之气绝者,六日内死。心与小肠气绝,可见头发不柔顺如同黄麻,出汗不止,四肢不能屈伸的证候。

又,心咳[1]本作病久不已本無此二字,则傳小腸,小腸咳[2]則氣咳俱出也。

注:

[1]心咳:古病名。現首見於《素問·咳論》。又稱心經咳嗽。證見咳嗽,心痛,喉中作梗,甚則咽喉腫痛。

[2]小腸咳:古病名。現首見於《素問·咳論》。證見咳嗽時伴有矢氣。

又有,心咳日久不愈,邪气就传到小肠。小肠咳,可见咳嗽兼见矢气。

小肠實則傷熱,熱則口生瘡。虛則生寒[1],寒則泄膿血,或泄黑水。其根在小腸也。

注:

[1]生寒:寬保本作"傷寒"。可參。

小肠实则易伤热邪,热邪可致口生疮疡。小肠虚则易生寒邪,寒邪可致泄泻脓血,或泻黑水。这些病证产生的根源在小肠。

又,小腸寒則下腫重,有熱久不出,則漸生痔疾[1]。有積,則當暮發熱,明旦而止也。病氣,發則令人腰下重,食則窘迫而便難,是其候也。

注:

[1]痔疾:泛指肛門部多種疾病,包括内痔、外痔、混合痔等。

又有,小肠气寒可见下身发肿、沉重,小肠有热久不清除,可渐渐产生痔疮。小肠有积滞的病,往往傍晚发热,次日早晨热退。小肠患气滞的病,发作时可使人腰以下沉重,进食就使腹部急迫难受,而且大便不畅,这就是小肠气滞的证候。

小腸脹[1],則小腹䐜脹[2],引腹而痛也。

注:

[1]小腸脹:古病名。現首見於《靈樞·

小肠胀,可见小腹胀满,并牵引整个腹部胀痛。

72

脹論》。指少腹作脹，引起腰痛的病證。

　　[2]䐜脹：證名。現首見於《靈樞·百病始生》。泛指腹部脹滿痞塞的症狀。

　　厥邪[1]入小腸，則夢聚井邑[2]中，或咽痛頷腫，不可回首，肩如杖—作拔，脚如折也。

　　注：

　　[1]厥邪：逆亂之氣，泛指繼發的病邪。

　　[2]邑：yì，音"義"。人所聚居的地方。

　　逆乱之气侵入小肠，可梦见人们聚会在市镇中，或见咽喉疼痛，下颌肿大，不能转动头部，肩痛如同被棍棒击伤，双足疼痛如同折断了。

　　又，黄帝曰：心者主也，神之舍也，其藏周[1]密而不傷。傷[2]神去，神去則身亡矣。故人心多不病，病即死，不可治也。惟小腸受病多矣。

　　注：

　　[1]周：疑爲"固"字之誤。寬保本、徐本有眉批云："周當作固。"

　　[2]傷：此下疑脫"則"字。

　　又有，黄帝说：心是主宰，是神所寄藏之处，心脏固密而不易伤损。如受到伤损就会使精神离失，精神离失就会使身形死亡。所以，人的心脏多不病，得病即容易死亡或难治。只有多由小肠代心受病了。

　　又，左手寸口陽絕者，無小腸脉也，六日死。病臍痹，小腹中有疝瘕也。左手寸口脉實大者，小腸實也。有熱邪，則小便赤澀。

　　又有，左手寸口轻取无脉应指的，是无小肠脉了，主六日内死。这是患脐痹，也就是小腹中有疝瘕。左手寸口脉实大，其病属于小肠实。小肠中有热邪，可见小便赤涩。

又，實熱則口生瘡，身熱去來，心中煩滿，體重。

又有，小肠实热可见口生疮疡，身热时来时止，心中烦闷，身体沉重。

又，小腸主於舌之官也，和則能言，而機關[1]利健，善別其味也。虛則左寸口脉浮而微軟弱，不禁按，病爲驚狂無所守，下空空然，不能語者，是也。

注：

[1]機關：指發聲、進食的機竅、關隘，如唇、舌、咽等。

又有，小肠有主管舌的职能，小肠之气和调就能言语，发声进食的机窍关隘灵活敏健，善于分辨各种滋味。小肠气虚可见左寸口脉浮且微、软、弱，不耐重按，病证见惊恐狂乱，神志无所依守，心下空空泛泛，且不能言语的，就是小肠气虚。

按：本篇论小肠之主病，从心与小肠相表里之生理功能，提出心多不病，惟小肠多受病之独特观点。故本论将绝则发直如麻，汗出不已，不得屈伸等症状统言为心与小肠绝。又言小肠主于舌之官也，故将病则惊狂无所守，下空空然，不能语亦列为小肠之主病，与《灵》《素》所言有别。其立论源出于《灵枢·本输》及《素问·灵兰秘典论》，但又有所创见，不限于受盛、传化物，亦不限于舌乃心之苗，此则给后人以启迪。尤其"心多不病，惟小肠多受病"已超越"心移热于小肠"多矣。

论中所言"多泄黑水"，其意未明。本书第四十三论有"黑水者，其根起于肾""里水者，其根在小肠"之语，却为论水肿者，非言泄下也。宽保本眉批曾列举以资对照，然亦不可辨其是非。若以临床所见测之，则以"黑水"为是，热入小肠，毒积腐壅，发而泄脓血，继而为酱色之"黑水"。姑存疑待考。

论脾脏虚实寒热生死逆顺脉证之法第二十六

提要：本篇论脾脏病候脉证，故题曰论脾脏虚实寒热生死逆顺脉证之法。

全文可分为两部分：首论脾之生理及脾脏病候脉证之大略；次论脾病诸证脉候之生死逆顺。

脾者，土也，諫議之官[1]，主意與智，消磨五穀，寄在其中，養於四旁，王於四季，正王長夏，與胃爲表裏，足太陰[2]是其經也。

注：

[1]諫議之官：現首見於《素問·靈蘭秘典論》。脾處於中央樞紐的位置，主四肢、肌肉，具有調節上下升降傳輸的作用，所以稱爲"諫議之官"。

[2]足太陰：經脉名。足太陰脾經的簡稱。現首見於《靈樞·經脉》。爲十二經脉之一。起於足大趾，沿下肢內側上行，入腹，屬脾，絡胃，過膈，係舌根，散舌下，其分支注心中，與手少陰心經相接。

扁鵲曰：脾病則面色萎黃。實則舌强直，不嗜食，嘔逆，四肢緩；虛則精不勝[1]，元氣乏，失溺不能自持。其脉來似水之流，曰太過，病在外；其脉來如鳥之距[2]，曰不及，病在內。太過，則令人四肢沉重，語言蹇澀；不及，令人中滿[3]不食，乏力，手足緩弱

脾在五行归类中属土，称为谏议之官，主意念与智力，消化食物，其位属于中央，滋养灌溉四脏，脾气旺于四季，主要旺于长夏，与胃是表里关系，足太阴经是它所属的经脉。

扁鹊说：脾有病可见面色萎黄。脾实可见舌僵直，不喜进食，呕逆，四肢弛缓；脾虚可见精不充盛，元气匮乏，遗尿不能自持。脾病脉来像水奔流那样一去不返，是脾气太过，主病在外；脾病脉来如同鸟的爪那样尖锐，是脾气不及，主病在内。太过，可使人四肢

不遂，涎引口中—作出，四肢腫脹，溏瀉[4]—作泄不時，夢中飲食。脾脉來而和柔，去似鷄距踐地，曰平。脉來實而滿，稍數，如鷄舉足，曰病。又如鳥—作雀之啄，如鳥之距，如屋之漏，曰死。

注：

[1]精不勝：指精不充盛。

[2]距：鷄爪，泛指鳥的爪。以此喻脉來尖銳而不流利。

[3]中滿：即腹滿，證名。現首見於《素問·五藏生成論》。泛指腹部脹滿的症狀。

[4]溏瀉：病證名。現首見於《素問·氣交變大論》。指大便稀薄或黏垢的病證。

中風則翕翕發熱，狀若醉人，腹中煩滿，皮肉瞤瞤[1]，短氣者，是也。王時，其脉阿阿然緩，曰平；反弦急者，肝來克脾，真鬼相遇[2]，大凶之兆；反微澀而短者，肺來乘脾，不治而自愈；反沉而滑者，腎來從脾，亦爲不妨；反浮而洪，心來生脾，不爲疾耳。

注：

[1]瞤瞤：rún rún。肌肉跳動。

[2]真鬼相遇：陰陽相敵。此指長夏之時肝（厥陰）來乘脾（太陰）。這是當主火的夏季而木克土。由於本書有"陽中之陽爲高真，陰中之陰爲幽鬼"的論述，所以喻爲"真鬼相遇"。

沉重，语言蹇涩；不及，可使人腹部胀满，不思进食，乏力，手足弛缓痿弱，不能随意运动，口中流涎，四肢肿胀，不时溏泄，每梦进用饮食。脾脉来时轻柔和缓，去时像鸡爪着地那样轻缓从容，称作脾的平脉。脉来实满而稍数，如同斗鸡举足那样坚实地冲击，是脾的病脉。另外，脉来像鸟嘴啄食那样急促跳动，或像鸟爪那样坚硬尖锐，或像屋内漏雨那样久久一滴，是脾的死脉。

脾中风可见微微发热，症状像醉酒的人，腹中闷胀，皮肉时时跳动，短气，这就是脾中风的证候。脾土之气旺盛的时令，脾脉是轻轻柔柔的缓脉，是脾的平脉；反见脉来去弦急的，是肝来克脾，正当阳盛的夏季厥阴与太阴相敌，如同高真与幽鬼相遇，此种脉象是大凶的征兆；反见脉来微涩而短的，是肺来乘脾，可不治而愈；反见脉来沉且滑的，是肾来从脾，也没有妨碍；反见脉来浮且洪的，是心来生脾，不会导致疾病。

脾病，面黄，體重，失便，目直視，脣反張，手足爪甲青，四肢逆，吐食，百節疼痛不能舉，其脉當浮大而緩。今反弦急，其色當黃而反青，此十死不治也。

又，脾病其色黃，飲食不消，心腹脹滿，身體重，肢節痛，大便硬，小便不利，其脉微緩而長者，可治。脾氣虛，則大便滑，小便利，汗出不止，五液[1]注下爲五色。注，利下也[2]此四字疑是注文。

注：

[1]五液：中醫生理學名詞。現首見於《素問·宣明五氣論》。指五種體液，即泪、汗、涎、涕、唾。其五藏歸屬爲：泪屬肝，汗屬心，涎屬脾，涕屬肺，唾屬腎。此處泛指各種液體的下泄。

[2]注，利下也：此下注文曰："此四字疑是注文。"可從。

又，積聚久不愈，則四肢不收，黃疸[1]，飲食不爲肌膚，氣滿脹而喘不定也。

注：

[1]黃疸：病名。現首見於《素問·平人氣象論》。又稱黃癉。證見身黃、目黃、尿黃。

脾有病见面色发黄，身体沉重，大便失禁，双目直视，嘴唇翻转，手足爪甲发青，四肢逆冷，呕吐食物，周身关节疼痛不能运动，脉当浮大而缓。如果反见脉来弦急，面色当发黄而反发青，那就必死无治了。

又有，脾有病见面色发黄，饮食不能消化，心腹胀满，身体沉重，四肢关节疼痛，大便硬结，小便不利，这种病脉象微缓且长的可治。脾气虚，可见大便滑泄，小便自利，出汗不止，五液注下成为五色痢。

又有，脾有积聚，日久不愈，可见四肢松弛，黄疸，所进饮食不能营养肌肤，腹部饱满胀气而又喘息不止。

又,脾實則時夢築垣墻、蓋屋;脾盛則夢歌樂;虛則夢飲食不足。厥邪客於脾,則夢大澤丘陵,風雨壞屋。脾脹[1]則善噦[2],四肢急,體重,不食,善噫[3]。

注:

[1]脾脹:古病名。現首見於《靈樞·脹論》。證見四肢脹,體重不能勝衣,睡臥不安及食少等。

[2]噦:呃逆,乾嘔。

[3]噫:噯氣。

又有,脾气实可时常梦见筑墙垣、盖房屋;脾气盛可梦见歌笑欢乐;脾气虚可梦见饮食不足。厥邪侵害到脾,可梦见湖泊丘陵,或狂风暴雨损毁房屋。脾胀可多呃逆,四肢拘急,身体沉重,喜好嗳气。

脾病則日昳[1]慧,平旦[2]甚,日中[3]持,下晡[4]静。

注:

[1]昳:dié,音"迭"。午後二時,即未時。

[2]平旦:日出的時候,早上五時至六時。

[3]日中:中午。上午十一時至下午一時。

[4]下晡:下午三時至六時。

患脾病则常见午后清爽,早晨加重,中午持续,傍晚安静。

脉急甚則瘛瘲[1];微急則胸膈中不利,食入[2]而還出;脉緩甚[3]則痿厥[4];微緩則風痿[5],四肢不收;大甚則擊仆[6];微大則痹[7],疝氣,裏[8]大膿血在腸胃之外;小甚則寒熱作;微小則消癉;滑甚則癲疝[9];微滑則蟲毒,腸鳴,中熱;澀甚則腸癰[10];微澀則內潰,下膿血。

患脾病,脉来很急可见抽搐;脉来微急可见胸膈中不通畅,食后呕吐;脉来很缓是患痿厥;脉来微缓是患风痿,四肢松弛;脉来很大就会像被人击中一样仆倒;脉来微大就患痹,疝气,裏大量脓血在胃肠的外面;脉来很小可见寒热发作;脉来微小是患消癉;脉来很滑是患癲疝;脉来微滑是患虫

注：

[1]瘛瘲：證名。現首見於《素問·熱病論》。指手足交替伸縮、抽動不止的症狀。瘛，指筋急引縮；瘲，指筋緩縱弛。又稱"抽搐""抽風"。

[2]食入：寬保本作"食不入"。可參。

[3]甚：孫本作"盛"，音近致誤。據醫統本、寬保本改。

[4]痿厥：病名。現首見於《素問·陰陽別論》。證見肢體痿軟無力又合并四肢厥冷。

[5]風痿：病名。現首見於本篇。證見倦怠，四肢不收。

[6]擊仆：寬保本作"寒熱作"。可參。

[7]痹：趙本作"脾"。義長。

[8]裹：孫本作"裏"，形近致誤，據趙本、醫統本改。

[9]癩疝：癩：tuí，音"頹"。敗壞。現首見於《素問·陰陽別論》。證見陰囊腫大，不癢不痛，頑麻硬結。

[10]腸癩：病名。現首見於本篇。證見下腹部有包塊，時隱時現。

毒，肠鸣，中焦发热；脉来很涩是患肠癩；脉来微涩是患内部溃疡，泄下脓血。

　　脾脉之至也，大而虚則有積氣在腹中。有厥氣，名曰厥疝[1]。女子同法。得之四肢汗出當風也。

注：

[1]厥疝：病名。現首見於《素問·五藏生成論》。證見腹中逆氣上衝，胃脘作痛，足冷，嘔吐，不能進食，少腹痛引睾丸。

　　脾病脉来大而虚，是有积气在腹中。腹中有厥气，病名称作厥疝。女子患厥疝是同样的诊法。此病是四肢出汗以后感受风邪所致。

脾絶，則十日死。又，臍出一作
凸者亦死。唇焦枯，無紋理而青黑
者[1]，脾先絶也。

注：
[1]者：寬保本此下有"死"字。疑是。

脾气绝则会在十日内死亡。
还有，脐部鼓凸出来的也会死。
嘴唇焦枯，唇上没有纹理而又见
青黑色的，这是脾气开始亡绝的
先兆。

脾病，面黄目赤者可治；青黑
色入口則半歲死；色如枳實者一
作半月死。吉凶休否一作咎，皆見其
色出於部分也。

脾有病见面色发黄而双目发
红的可以治疗；青黑色侵入唇舌
者会在半年内死亡；面色发黄如
同枳实那样的会在一月内死亡。
病人的吉凶休咎，都得看主生、主
病、主死的颜色，出现在面部的脏
腑所属部位。

又，口噤唇黑，四肢重如山，
不能自收持，大小便利無休止歇，
食飲不入，七日死。

又有，脾有病见牙关紧闭，嘴
唇发黑，四肢沉重如山，不能自主
伸展，大小便泄利没有休止，不进
饮食，七日会死亡。

又，唇雖痿黃，語聲囀囀[1]者
可治。脾病瘧氣久不去，腹中痛
鳴，徐徐熱汗出，其人本意寬緩，
今忽反常而噴怒，正言而鼻笑[2]，
不能答人者，此不過一月，禍必
至矣。

注：
[1]囀囀：鶯啼，婉轉的叫。
[2]正言而鼻笑：言辭鄭重而笑聲輕薄的
樣子。

又有，脾有病见嘴唇虽然干
痿发黄，但语声清亮柔和的还可
以治疗。患脾疟，疟气日久没有
消除，腹中作痛且有肠鸣，徐徐出
热汗，患有这种病的人如果本来
性情宽柔和缓，这时忽然反常而
性情易怒，言语郑重而笑声轻薄，
不善与人应答的，不超过一个月，
灾祸就必会降临了。

又,脾中寒熱,則皆使人腹中痛,不下食。又,脾病則舌強語澀,轉筋卵縮,牽陰股[1],引髀[2]痛,身重,不思食,鼓脹,變則水泄不能臥者,死不治也。

注:

[1]股:寬保本此下有"中"字。疑是。

[2]髀:即股骨,一般指大腿或大腿外側。

脾正熱,則面黃目赤,季脅[1]痛滿也。寒則吐涎沫而不食,四肢痛,滑泄[2]不已,手足厥,甚則顫慄如瘧也。

注:

[1]季脅:人體部位名。又名季肋。現首見於《靈樞·經脈》。相當於側胸第十一和十二肋軟骨部位。

[2]滑泄:病證名。現首見於本篇。證見泄瀉不禁,日夜無度,飲食減少,手足厥冷或腫脹,形寒氣短,消瘦或發虛熱。

臨病之時,要在明證詳脉,然後投湯丸,求其痊損耳!

又有,脾伤于寒热邪气,都会使人腹中作痛,不进饮食。还有,脾有病见舌僵,语言蹇涩,小腿转筋,阴囊紧缩,牵涉到大腿内侧,引起大腿外侧疼痛,身体沉重,不思饮食,腹部鼓胀,水泄不止,不能安卧的变证,这就必死而不可治了。

脾中有热邪,可见面色发黄,双目发红,季胁疼痛胀闷。脾中有寒邪可见吐涎沫而又不进食,四肢疼痛,滑泄不止,手足厥冷,病情严重的则颤慄如同疟疾发作。

临病诊察的时候,关键在详明脉证,然后给予方药,从而求得疾病的痊愈或减轻。

按:通观全篇,虽论脾脏虚实寒热生死顺逆之脉候,但实则立论于精、气二字而旁及其他四脏,盖人体赖精气以延年祛病,而脾寄在其中,养于四旁也。

本论所言断生死之法,极令人寻思者,惟梦与言也。梦虽为思之余绪,脑之所主,或曰心之所主,但心或脑之精气亦赖脾气散精之输布,本

81

篇其论甚详。又脾开窍于口,舌乃心之苗,且脾、肾诸经络亦系于舌,循于咽喉,故本论断之曰:"语声啴啴者可治","正言而鼻笑,不能答人者"祸必至;"舌强语涩"者死不治等等,实具启迪之功焉。

论胃虚实寒热生死逆顺脉证之法第二十七

提要:本篇论胃之病证脉候,故题曰论胃虚实寒热生死逆顺脉证之法。

全文分三段:首论胃之生理;次论胃之诸证;再论胃之脉象并决生死逆顺。

胃者,府也,又名水穀之海[1],與脾爲表裏。胃者,人之根本也,胃氣壯則五藏六府皆壯。足陽明[2]是其經也。

注:

[1]水穀之海:胃的代稱。現首見於《靈樞·海論》。胃有受納和腐熟水谷(食物)的作用,如海可容納水流一樣,所以稱胃爲"水谷之海"。

[2]足陽明:經脉名。足陽明胃經的簡稱。現首見於《靈樞·經脉》。爲十二經脉之一。起於鼻旁,繞行面部,主干從頸經缺盆向下經乳中,挾臍到氣街,分支沿喉嚨入缺盆,下膈,屬胃,絡脾,下行大腿前側,沿足脛外側前緣行至足背,入足第二趾外側端,交足太陰脾經。

胃氣絶則五日死。實則中脹便難,肢節疼痛,不下食,嘔吐不

胃属腑,又称水谷之海,与脾是表里关系。胃是人身的根本,胃气壮盛则使五脏六腑之气都能壮盛。足阳明经是它所属的经脉。

胃气竭绝则会在五日内死亡。胃气实可见脘腹胀,大便难,

已；虛則腸鳴脹滿，引水[1]，滑泄；寒則腹中痛，不能食冷物；熱則面赤如醉人，四肢不收持，不得安臥，語狂，目亂，便硬者是也。病甚則腹脅脹滿，吐逆不入食，當心痛，上下不通，惡聞食臭，嫌人語，振寒，喜伸欠。胃中熱則唇黑，熱甚則登高而歌，棄衣而走，癲狂不定，汗出額上，鼽衄[2]不止。虛極則四肢腫滿，胸中短氣，穀不化，中消[3]也。胃中風，則溏泄不已。胃不足，則多飢不消食。病人鼻下平[4]，則胃中病，渴者不可治。——一本無上十三字，作微燥而渴者可治。

注：

[1]引水：寬保本作"引出"，有眉批云："引當作汗。"可參。

[2]鼽衄：qiú nǜ，音"求衄"。證名。現首見於《素問·金匱真言論》。指鼻塞而出血的症狀。

[3]中消：病證名。現首見於本篇。證見多食易飢，尿頻便結，形體消瘦。又據上文證候，"消"疑爲"滿"字之誤。

[4]鼻下平：即人中平滿。

胃脈搏堅而長，其色黃赤者，當病折腰[1]——一作髀。其脈軟而散者，病食痹[2]。右[3]關上脈浮而大者，虛也；浮而短澀者，實也；浮而微滑者，亦實[4]也；浮而遲者，

四肢关节作痛，不进饮食，呕吐不止；胃气虚可见肠鸣，腹部饱胀，引饮，水泄不止；胃寒可见腹中作痛，不能进食冷物；胃热可见面色发红如同酒醉的人，四肢松弛无力，不能安卧，语言狂妄，双目昏乱，大便硬结。胃寒重可见腹胁饱胀，呕吐呃逆不能进食，心窝处疼痛，胸膈上下痞阻不通，厌恶嗅到的食物气味，嫌弃人们说话的声音，每因寒冷而发抖，常喜伸腰打呵欠。胃中有热可见唇发黑，胃中热盛可见登上高处放声歌唱，抛弃衣裳疾速奔走，疯癫狂乱不定，汗从额上渗出，鼻塞衄血不止。胃气虚至极点，可见四肢肿胀，胸中短气，食物不消化，这就是中消了。胃中风邪，可见溏泄不止。胃津不足，常感饥饿但又不能消化食物。病人人中平满，就是胃中有病，如果又见口渴，则不可治。

胃脉搏击坚实且长，病人面色黄而红的，当患腰部疼痛如同折断的病证。病人脉来软且散的，是患了食痹。右关前脉来浮且大的，是胃气虚；脉来浮且短涩

寒也；浮而數者，實[5]也。虛實寒熱生死之法，察而端謹，則成神妙也。

注：

[1]腰：其下注文有"一作髀"。"髀"字疑是。

[2]食痹：古病名。現首見於《素問·脈要精微論》。證見食入則上腹悶痛，引及兩脅，飲食不下，吐後方感舒暢。

[3]右：孫本作"左"，據趙本改。依右手關脈以候胃之理，亦當如此。

[4]實：孫本作"虛"。據醫統本改。文義亦當如此。

[5]實：寬保本作"熱"。義長。

的，是胃气实；脉来浮且微滑的，也属胃中实；脉来浮且迟的，是胃中寒；脉来浮且数的，是胃中热。虚实寒热生死的判断方法，在于能明察而且审慎运用，如此则可称为神机妙算了。

按：本篇论胃之生理病理，皆主于胃气。脾胃相合，同为水谷之海。胃主纳化，脾司运化，而纳化运化之功全在胃气之充盛，而胃气足则水谷化，水谷化则可滋养元气，元气盛则百骸得养，故本论云"胃气壮，则五脏六腑皆壮，胃气绝则五日死"，此实揭脾胃为后天之本之真谛也。

东垣曰："历观《内经》诸篇而参考之，则元气之充足，皆由脾胃之气无所伤，而后能滋养元气。若胃气之本弱，饮食自倍，则脾胃之气既伤，而元气亦不能充，此诸病之所由生也。"本论所述诸病亦宗《内经》之旨，而根于胃气之伤而论之。

全篇所论大都本于《内经》及《脉经》，而涉及脉候"实""热"二字与《脉经》有异，疑为刊刻之误。

论肺脏虚实寒热生死逆顺脉证之法第二十八

提要:本篇论肺脏之病证脉候,故题曰论肺脏虚实寒热生死逆顺脉证之法。

全文分三段:首论肺之生理;次论肺之平病生死之脉候;末论肺脏虚实寒热诸证临床表现。

肺者,魄之舍,生氣之源,號爲上將軍[1],乃五藏之華蓋[2]也。外養皮毛,内榮腸胃,與大腸爲表裹,手太陰[3]是其經也。

注:

[1]上將軍:又稱"相傅之官"。現首見於《素問·靈蘭秘典論》。肺主氣,具有輔助心以調節人體生命活動的作用,有如宰輔,所以稱肺爲"上將軍""相傅之官"。

[2]華蓋:帝王的傘蓋,在君主之上,因形之肺在心上,心爲"君主之官",所以用以喻肺。

[3]手太陰:經脉名。手太陰肺經的簡稱。現首見於《靈樞·經脉》。爲十二經脉之一。起於胃,下絡大腸,上屬肺,橫出腋下,沿上肢内側前緣下行,出拇指之端,其分支交於手陽明大腸經。

肺,是意志寄藏的处所,生发之气的渊源,称为上将军,是五脏的华盖。肺气在外可营养皮毛,在内可濡养肠胃,与大肠是表里关系,手太阴经是它所属的经脉。

肺氣通於鼻,和則能知香臭矣。有寒則善咳本作有病則喜咳,實則鼻流清涕。凡虚實寒熱,則皆使人喘嗽。實則夢刀兵恐懼,肩息[1],胸中滿;虚則寒生—作熱,咳—作喘息,利下,少氣力,多悲感。

肺气通窍于鼻,肺气和顺,鼻就能察知气味。肺气寒就容易咳嗽,肺气实可见鼻流清涕。无论虚实寒热,都能使人气喘咳嗽。肺气实可梦见战争或凶杀等令人恐惧的场景,呼吸时双肩抬高,胸

注:

[1]肩息:證名。現首見於《素問·通評虛實論》。指呼吸時抬肩,即呼吸困難的症狀。

中满闷;肺气虚可生寒,表现为咳嗽喘息,泄泻,少气无力,常多悲愁感叹。

王於秋。其脉浮而毛[1],曰平。又,浮而短澀者,肺脉也。其脉來毛而中央堅,兩頭—作傍虛,曰太過,病在外;其脉來毛而微,曰不及,病在内。太過則令人氣逆,胸滿,背痛;不及則令人喘呼而咳—作嗽,上氣,見血,下聞病音[2]。

注:

[1]毛:毛脉。脉象名。現首見於《素問·玉機真藏論》。指秋令出現如羽毛之輕而浮的脉象。

[2]下聞病音:下,指喉管以下。此指聽到胸内喘呼的聲音。

肺气旺盛在秋季。脉来浮而又轻虚如毛,称作肺的平脉。此外,脉来浮而且短涩,也是属于肺的正常脉象。脉来轻虚如毛而又中央坚实,两旁空虚,称作太过,主病在表;脉来轻虚如毛而又微,称作不及,主病在里。太过可使人气逆,胸满,背痛;不及可使人喘息咳嗽,气上逆而致呼气困难,并见口中唾血,能听到胸中喘呼的声音。

又,肺脉厭厭聶聶[1],如落榆莢,曰平。來不上不下,如循雞羽,曰病。來如物之浮,如風吹鳥背上毛者死。真肺脉[2]至,大而虛,又如以毛羽中人皮膚,其[3]色赤,其毛折者死。

注:

[1]厭厭聶聶:輕輕柔柔。

[2]真肺脉:指肺的真藏脉,脉象虛大,無柔和之象,即肺氣敗露將絶的脉象。

[3]其:疑爲"面"字之誤。

又有,脉来轻轻柔柔,好像榆荚飘落下来那样小而且轻,这是肺的平脉。脉来不浮不沉,好像抚摸在鸡的翅毛中央上那样坚实,两旁散而且涩,这是肺的病脉。脉来好像物体浮在水面上那样轻飘无着,又好像风吹鸟背上的毛那样浮而且散乱的,主死。肺的真脏脉来,浮大而且空虚,如同用羽毛触中人的皮肤那样浮散无力,病人面色发红,毛发枯槁容易折断的会死亡。

86

又，微毛曰平。毛多曰病。毛而弦者曰春病，弦[1]甚曰即病。

注：

[1]弦：孙本作"眩"，形近致误。据醫統本、寬保本改。依上下文義，亦當如此。

又，肺病吐衄血，皮熱，脉數，顙赤者，死也。又，久咳而見血，身熱而短氣，脉當澀今反浮大，色當白今反赤者，火克金，十死不治也。肺病喘咳，身但寒無熱，脉遲微者可治。

秋王於肺[1]，其脉當浮澀而短，曰平。而反洪大而長，是火刑金，亦不可治。又，得軟而滑者，腎來乘肺[2]，不治自愈。反浮大而緩者，是脾來生肺，不治而差[3]。反弦而長者，是肺被肝從[4]，爲微邪，雖病不妨。

注：

[1]秋王於肺：當作"肺王於秋"。

[2]腎來乘肺：當指腎來乘心，而心不能乘肺，肺不受刑，所以自愈。

[3]差：通"瘥"，病愈。

[4]從：疑作"侮"。

又有，凡脉来微见轻虚如毛，是肺的平脉。太虚太轻是肺的病脉。秋季见肺脉轻虚且弦的，将到春季发病；如果脉来很弦的，则会即时发病。

又有，肺有病见吐血衄血，皮肤发热，脉数，面颊发红的，主死。又有，久咳不止而又咯血，全身发热而又气短，脉当涩而反见浮大，面色当白而反见发红，这是火克金，必死而无治。肺有病见喘息咳嗽，周身只畏寒不发热，脉来迟而又微的，可治。

秋季是肺的旺时，肺脉当见浮涩而又短，这是肺的正常脉象。如果反见洪大且长的，是火来克金，也不可治。又有，诊得脉软兼滑的，是肾来乘心，心不再乘肺，所以不治自愈。脉来反见浮大且缓的，是脾来生肺，也不治而愈。脉来反见弦且长，是肺被肝反侮，属于微邪，即使有病也无妨碍。

虚则不能息,耳重[1],嗌乾,喘咳上氣,胸背痛。

注:

[1]耳重:即重聽,指聽覺減退、失靈。重,chóng,音"蟲"。

肺气虚则不能安卧,耳聋,咽干,喘息咳嗽气逆,胸背疼痛。

有積,則脅下脹滿。

肺有积气,则会胁下胀满。

中風,則口燥而喘,身運而重,汗出而冒悶。其脉按之虚弱如葱葉,下無根者死。

肺中风邪,可见口干燥而又气喘,身体感到晕转而沉重,出汗而感头脑昏闷。这种病的脉,若诊察它时虚弱得如同按在葱叶上,而重按又像没有根的,主死。

中熱[1]則唾血。其脉細、緊、浮、數、芤、滑,皆失血病。此由燥[2]擾、嗔怒、勞傷得之,氣壅結所爲也。

注:

[1]中熱:病名。現首見於《素問·氣交變大論》。證見胸中煩熱,唾血。

[2]燥:趙本作"躁"。義長。

肺伤于热邪可见唾血。病人脉来细、紧、浮、数、芤、滑,都主失血的病。这是由于躁扰、盛怒、劳伤而受邪,导致肺气壅结而生病。

肺脹則其人喘咳而目如脱,其脉浮大者是也。

肺胀可见喘息咳嗽好像双目要脱出,病人脉来浮大,就是肺胀的脉象。

又,肺痿[1]則吐涎沫而咽乾。欲飲者,爲愈;不飲,則未差。

又有,肺痿可见口吐涎沫而又咽喉干燥。若想饮水者,病将

注：

[1]肺痿：病名。现首见於《金匱要略·肺痿肺癰咳嗽上氣病》。症见咳吐濁唾涎沫，咽乾。

又，咳而遺溺者，上虛不能制下也。其脉沉濁者，病在内；浮清者，病在外。

又有，咳嗽时伴有遗尿的，这是上虚不能制下。病人脉来沉而又浊乱，主病在里；脉来浮而又清轻，主病在表。

痊愈；不想饮水者，则病未必能转愈。

肺死則鼻孔開而黑枯，喘而目直視也。又，肺絶則十二[1]日死，其狀足滿，瀉痢不覺出也，面白目青，此謂亂經。此雖天命，亦不可治[2]。

注：

[1]二：寬保本作“三”。

[2]治：趙本作“活”。義長。

肺气衰败则见鼻孔张开且干枯色黑，气满喘息且双目直视。还有，肺气竭绝可在十二日内死，症状是足肿胀，泄痢但自己又感觉不出，面色发白而目中发青，这就是所谓乱经。即使是天赋的寿命，也不可救治了。

又，飲酒當風，中於肺，則[1]咳嗽喘悶。見血者，不可治；無血者，可治；面黄目白者，可治。肺病頰赤者死。

注：

[1]則：寬保本此下有“肺發”二字。可參。

又有，迎风饮酒，风邪伤于肺，可见咳嗽、气喘、胸闷。咳嗽伴咯血的，不可治；咳嗽不伴有咯血的，可治；面黄目白的，可治。患肺病而面颊发赤的，主死。

又，言音喘急、短氣、好唾—作睡，此爲真鬼相害[1]，十死十，百死百，大逆之兆也。

又有，言语时气喘声急、短气、好睡，这是因为火克金而又土不生金，就像高真和幽鬼交相残

注：

[1]真鬼相害：真，指陽中之陽的“高真”，此喻心；鬼，指陰中之陰的“幽鬼”，此喻脾。真鬼交相殘害，指心火克肺金，又脾氣不能散津上輸於肺，則土不生金。

又，陽氣上而不降，燔於肺，肺自結邪，脹滿，喘急，狂言，瞑目，非常所説而口鼻張，大小便頭俱脹，飲水無度，此因熱傷於肺，肺化爲血，不可治，則半歲死。

又，肺瘧[1]使人寒，寒甚則發熱，寒熱往來，休作不定，多驚，咳喘，如有所見者，是也。其脉浮而緊，又滑而數，又遲澀而小，皆爲肺瘧之脉也。

注：

[1]肺瘧：古病名。現首見於《素問·刺瘧論》。證見患瘧疾者伴有心胸發冷，冷極而熱，熱而易驚，咳喘不已等。

又，其人素聲清而雄者，暴不響亮，而拖氣用力，言語難出，視不轉睛，雖未爲病，其人不久。

害，这是十死十，百死百，气机大乱的征兆。

又有，阳气升而不降，热灼于肺，肺因而聚结热邪，则见胀满喘急，狂言妄语，闭目合眼，言辞不是平常所能说出的，而且口鼻张开，大小便时都感头部作胀，饮水没有限量，这是因为热邪伤于肺，衰败的肺气移变到血中，这种病不可治疗了，约在半年内死亡。

又有，患肺疟使人心中寒冷，寒冷太甚时就发热，这样寒热往来，发作休止没有定时，多有惊恐，咳嗽气喘，双目探视着好像见到了什么，这是肺疟的证候。病人脉来浮而又紧，或滑而又数，或迟涩而又小，都是肺疟的脉象。

又有，病人平素声音清晰而又洪亮，现在突然不响亮，且虽用力发声，言语也很难说出，视定物体且目不转睛，这时即使没有诊察出疾病，此人也生存不久了。

又,肺病,實則上氣喘急,咳嗽,身熱,脉大也;虛則力乏,喘促,右脅脹,語言氣短—作促者,是也。

又有,患肺病的人,气实可见气逆喘急,咳嗽,身体发热,脉大;气虚可见乏力,喘促,右侧胁部作胀,言语气短的,这就是肺虚的证候。

又,乍寒乍熱,鼻塞,頤赤,面白,皆肺病之候也。

又有,忽寒忽热,鼻塞,腮部发红,颜面发白,都是患肺病的征兆。

按:肺冠于他脏之上,主人身之气,宜清宜肃,宜纳宜降。若壅则肺痈,萎则肺痿,或病痰、嗽、咳、喘、衄、瘄,故失其肃降,则诸证蜂起,盖肺外养皮毛,内荣肠胃而为魄之舍,为生气之源。明乎此,则知寒热虚实,乃至躁扰、嗔怒、劳伤皆可致肺之病。

肺为气之主,而肾为气之根,大凡肾虚不可纳气归原者,必发咳嗽暴重,引动百骸而气从脐下奔逆而上,此为医者必明之理,而本论则从咳而遗尿一证,论此为上虚不能制下,诚为精警之语也。

赵本所存本篇,至"此虽天命,亦不可活"止,特录以备忘。

论大肠虚实寒热生死逆顺脉证之法第二十九

提要:本篇论大肠病证脉候,故题曰论大肠虚实寒热生死逆顺之法。

全文分两段:首论大肠之生理;次论大肠寒热虚实,乍虚乍实,积物积冷诸脉证候之生死顺逆。

大腸者,肺之府也,爲傳送之司[1],號監倉之官。肺病久不已,則傳入大腸。手陽明[2]是其經也。

大肠是与肺相合的腑,有传送转输的职能,称作监仓之官。患肺病日久不愈,就会传入大肠。

91

注：

[1]傳送之司：又稱"傳道之官"。現首見於《素問·靈蘭秘典論》。大腸有傳送轉輸的職能，所以稱爲"傳送之司"。

[2]手陽明：經脉名。手陽明大腸經的簡稱，現首見於《靈樞·經脉》，爲十二經脉之一。起於食指橈側端，沿上肢伸側前緣上行，入缺盆，入胸，絡肺，過膈，屬大腸，其分支經頸至面頰，入下齒，上行至鼻翼兩旁，與足陽明胃經相接。

手阳明经是它所属的经脉。

寒則泄，熱則結，絶則泄利無度，利絶而死也。熱極則便血。又，風中大腸，則下血。又，實熱則脹滿而大便不通，虛寒則滑泄不定。

大肠寒可见泄泻，大肠热可见便结，大肠气绝可见泄利不止，泄利竭尽就会死亡。大肠热极可见大便下血。又有，风邪伤于大肠，也可致大便下血。又有，大肠实热可见腹部胀满且又大便不通，大肠虚寒可见滑泄不止。

大腸乍虛乍實，乍來乍去，寒則溏泄，熱則垢重，有積物則寒慄而發熱，有如瘧狀也[1]。

注：

[1]有如瘧狀也：寬保本作"其發渴如瘧狀"。可參。

大肠之气忽虚忽实，忽来忽去，伤于寒邪可见溏泄，伤于热邪可见大便秽臭沉滞，大肠有积物可见寒栗而后发热，有如疟疾发作的症状。

積冷不去則當臍而痛，不能久立，痛已則泄白物是也。

大肠有积冷没有消除，可见脐部作痛，不能久立，痛止以后则泄泻白色的秽物，这就是大肠积冷的证候。

孙光荣释译中藏经

92

虚则喜满,喘咳而喉咽中如核妨矣。

大肠气虚可见常常腹胀,喘息咳嗽而且咽喉中好像有果核阻碍一样。

按:《素问·灵兰秘典论》及《素问·刺法论》均言"大肠者,传道之官,变化出焉",而本论则谓"肺之腑也,为传送之司,号监仓之官"。肺与大肠相表里,故大肠乃肺之腑也。大肠之主要功能为传送秽物,故为传送之司,此二说,经有明言。司出而不司纳,仅传道耳,故监仓之官之喻,未可胶柱也。

本论虽简,但叙大肠虚实寒热、乍虚乍实、积物积冷诸证脉候,皆合传化物而不藏之大旨甚明。

中藏经卷中

赐进士及第授通奉大夫署山东布政使督粮道孙星衍校

论肾脏虚实寒热生死逆顺脉证之法第三十

提要：本篇论肾脏之病候脉证，故题曰论肾脏虚实寒热生死逆顺之法。

全文分两部分：首论肾之生理及脉证之概要；次述肾脏虚实寒热生死之脉候。

腎者，精神之舍，性命之根[1]。外通於耳，男以閉—作庫精，女以包血，與膀胱爲表裹，足少陰[2]太陽[3]是其經也。腎氣絶，則不盡其天命而死也。

注：

[1]精神之舍，性命之根：中醫學認爲腎主精，是性命的根基。《素問·靈蘭秘典論》稱其爲"作强之官"。

[2]足少陰：經脈名。足少陰腎經的簡稱，現首見於《靈樞·經脈》。爲十二經脈之一。起於足小趾，沿下肢内側後上行，過背，屬腎，絡膀胱，貫膈，入肺。沿喉嚨，挾舌根，其分支從肺出絡心，交手厥陰心包經。

[3]太陽：疑衍。瓚本無。

王於冬，其脉沉濡曰平，反此者病。其脉彈石[1]，名曰太過，病在外；其去如數者，爲不及，病在内。

肾是精气和神灵寄附之处，是性命的根基。肾在外开窍于耳，男子以它藏精，女子以它育血，肾与膀胱是表里关系，足少阴经是肾所属的经脉。肾气耗尽，就不能度完天赋的寿命而死亡了。

肾气旺盛在冬季，脉象沉且濡，是肾的平脉，不同于这一脉象就是病脉。脉来时沉弦坚实，好像太過則令人解㑊[2]，脊脉痛而少氣本作令人體痟而少氣不欲言；不及則令人心懸如飢，䏚[3]中清，脊中痛，少腸[4]腹滿，小便滑本云心如懸，少腹痛，小便滑，變赤黃色也。

注：

[1]彈石：彈石脉，腎氣將絕的脉象。指脉來應指辟辟急硬，如石彈指。

[2]解㑊：xiè yì，音"謝意"，指肌肉松弛不能束骨，意即四肢懈怠無力、懶於行動的病證。"㑊"，孫本作"㑊"，形近致誤，據趙本改。

[3]䏚：miǎo，音"秒"，季脅下的空軟處。孫本作"眇"，形近致誤，據醫統本改。

[4]腸：疑衍。

以指弹在石上，是肾气太过，主病在表；脉去时如同数脉一样，是肾气不及，主病在里。肾气太过可使人懈怠无力，脊中疼痛而又呼吸微弱；肾气不及可使人感到心如同悬挂着，像饥饿时那样空虚，季胁下空软处感到清冷，脊柱中疼痛，少腹胀满，小便滑利，且尿液变成赤黄色。

又，腎脉來喘喘累累如鈎，按之而堅，曰平。又，來如引葛[1]，按之益堅，曰病。來如轉索[2]，辟辟如彈石，曰死。又，腎脉但石無胃氣亦死。

注：

[1]引葛：喻脉來堅搏，如牽引葛藤。

[2]轉索：又稱"解索脉"。腎與命門之氣將絕的脉象。脉來散亂無序如轉解繩索。

又有，肾脉来时急急连连，应指圆曲如钩，按下时又感坚实有力，是肾的平脉。如果脉来如同牵引葛藤那样坚硬，按下时更坚硬，称作肾的病脉。如果脉来如同绳索散开那样转动，或如同以指弹在石上一样，就是肾的死脉。还有，肾脉只是坚硬如石而没有胃气，即脉来不冲和圆活，也主死。

腎有水，則腹大，臍腫，腰重痛，不得溺，陰下濕如牛鼻頭汗出，是爲逆寒。大便難，其面反瘦也。

肾病出现水肿，可见腹部膨大，脐部肿突，腰部感到沉重和疼痛，没有尿或尿少，阴部潮湿如同牛鼻头那样常有汗液渗出，这就是逆寒。这种病大便困难，病人周身水肿但面容反而瘦削。

腎病，手足逆冷，面赤目黄，小便不禁，骨節煩痛，小腹結痛，氣上衝心，脉當沉細而滑，今反浮大而緩，其色當黑，今其反[1]者，是土來克水，爲大逆，十死不治也。

肾有病见手足逆冷，面色发红而双目发黄，小便失禁，骨骼关节很痛，小腹绞痛，气上冲心，脉来应当沉细且滑，如果反见浮大且缓，面色应当发黑，反见发黄的，是土来克水，属大逆的证候，必死无治。

注：

[1]反：指按五行相克呈現的面色。腎水主黑，"反"就是脾土來克，表現爲黄色。又"今其反"，醫統本作"今反黄"。可參。

又，腎病面色黑，其氣虚弱，翕翕少氣，兩耳若聾，精自出，飲食少，小便清，膝下冷。其脉沉滑而遲，爲可治。

又有，肾有病见面色发黑，病人元气虚弱，呼吸气少无力，两耳仿佛已聋，精液自行遗泄，饮食减少，小便清冷，膝以下畏冷。病人脉来沉滑且迟的，仍然可治。

又，冬脉沉濡而滑曰平，反浮澀而短，肺來乘[1]腎，雖病易治。反弦細而長者，肝來乘腎，不治自愈。反浮大而洪，心來乘腎，不爲害。

又有，冬脉沉濡且滑，是肾的平脉，反见浮涩且短的，是肺金来生肾水，即使有病也易治疗。脉来反见弦细且长，是肝木来侵肾水，脉来反而弦细兼长，是肝才来乘肾水，可以不治自愈。脉来反见浮大且洪，是心火来乘肾水，不会产生危害。

注：

[1]乘：此節將五行生克關係中的生克乘侮皆以"乘"來表示。肺來乘腎，即肺生腎，所以雖病但易治。肝來乘腎，即腎生肝，或肝乘脾，而脾不能乘腎，所以不治自愈。心來乘腎，即心反侮腎，此屬微邪，所以不爲害。

腎病，腹大脛腫，喘咳，身重，寢汗出，憎風；虛則胸中痛，大腹小腹痛，清厥^[1]，意不樂也。

注：

[1]清厥：即厥冷。

陰邪入腎，則骨痛，腰^[1]上引項脊^[2]背疼，此皆舉重用力及遇房汗出，當風浴水，或久立則傷腎也。

注：

[1]腰：此下疑脫"痛"字。

[2]脊：孫本作"瘠"，音近而誤，據醫統本、朱本改。文義亦當如此。

又，其脉急甚則腎瘻^[1]瘕^[2]疾；微急則沉厥^[3]，奔豚^[4]，足不收。緩甚則折脊；微緩則洞泄，食不化，入咽還出。大甚則陰瘻^[5]；微大則石水起臍下至小腹，其腫埵埵然^[6]而上至胃脘者，死不治。小甚則洞泄，微小則消癉。滑甚則癃癪^[7]；微滑則骨瘻，坐弗能起，目視見花。澀甚則大壅塞，微澀則不月^[8]，疾痔。

注：

[1]腎瘻：病名。即骨瘻。現首見於《素問·瘻論》。證見腰脊酸軟，不能伸舉，下肢瘻弱無力，坐不能起，足不能任地。

[2]瘕：疑焉"癩"字之誤。

[3]沉厥：病證名。現首見於本篇。證見骨骼發冷，四肢厥逆。

肾有病见腹部膨大，小腿发肿，喘息咳嗽，身体沉重，盗汗，恶风；肾气虚可见胸中作痛，大腹、小腹疼痛，四肢清冷，病人郁郁不乐。

阴邪伤肾，可见骨骼疼痛，腰痛向上牵引颈项背脊疼痛，这些都是由于举重用力以及遇到房事后出汗，又当风沐浴，或因长时间直立等原因伤肾所致。

又有，病人脉来很急，是患肾瘻或癫疾；脉来微急是患沉厥、奔豚，下肢弛缓无力。脉来很缓可感到腰脊折断般疼痛；脉来微缓可见食后即泄，完谷不化，食入即吐。脉来很大是患阳瘻；脉来微大是患石水，水肿从脐下开始肿至小腹，小腹肿得像坚实的土块一样沉甸甸的，如果向上肿至胃脘的，主死而不可治。脉来很小就会食后即泄；脉来微小是患消癉。脉来很滑是患癃闭与癫疝；脉来微滑是患骨瘻，坐下就不能立起，双目视物昏花。脉来很涩的可感胸腹各处极度壅塞；脉来微涩是患闭经或痔疮。

[4]奔豚：古病名。現首見於《靈樞·邪氣藏府病形》。證見自覺有氣自小腹部發出，經胸部向咽喉一陣陣衝撞，腹部絞痛，并伴有幻聽、幻視、語言荒誕等。婦女多患之。

[5]陰痿：病名。即"陽痿"。現首見於《素問·陰陽應象大論》。證見男子陰莖不勃起或勃起不堅而無力。

[6]塻塻然：堅硬的樣子。

[7]癃癩：癃閉和癩疝。癃閉，病名。現首見於《素問·五常政大論》。證見排尿困難，甚至小便點滴不通。癩疝，病名。參見第二十二論第三段注[7]。

[8]不月：月經停止。

又，其脈之至也，上堅而大，有積[1]氣在陰中及腹內，名曰腎痹[2]，得之因浴冷水而臥。脈來沉而大堅，浮而緊，苦手足骨腫，厥，陰痿不起，腰背疼，小腹腫，心下[3]水氣，時脹滿而洞泄。此皆浴水中，身未乾而合房得之也。

注：

[1]積：孫本作"膿"。醫統本作"積"。據改。

[2]腎痹：古病名。現首見於《素問·痹論》。證見腰背僂曲不能伸，下肢攣曲，腰痛遺精等。

[3]下：寬保本此下有"有"字。義長。

虛則夢舟溺人，得其時，夢伏水中，若有所畏。盛實則夢腰脊離

又有，病人脈來堅硬實大，是有積氣在陰部和小腹內，稱作腎痹，這種病是因沐浴以後就隨即睡臥而得。脈來沉大而堅，浮且緊，就會出現手足骨節腫大，厥冷，陽痿且完全不能勃起，腰背疼痛，小腹腫，心下有水氣，胃脘時時脹滿或食後即泄。這些都是由于在水中沐浴以後，身上水濕未干就行房事而受病的。

腎氣虛可夢見舟覆使人溺水，如果恰逢腎所主的冬令，可夢

98

解不相屬。厥邪客於腎，則夢臨深投水中。

见潜藏在水中，好像要躲避有所畏惧的事。肾气盛实可梦见腰脊分离而不相连接。厥邪侵袭到肾，可梦见身在高处俯视万丈深渊或投身到水中。

腎脹[1]則腹痛滿引背，怏怏然[2]，腰痹痛。

注：

[1]腎脹：古病名。現首見於《靈樞·脹論》。證見腹脹滿疼痛放射至背部，并伴有腰髀疼痛。

[2]怏怏然：苦悶不樂的樣子。

患肾胀可见腹痛胀满牵引到背部，苦闷而郁郁不乐，腰部麻木疼痛。

腎病，夜半慧[1]，四季[2]甚，下晡静。

注：

[1]慧：孫本作“患”，形近致誤。據瓚本、醫統本改。

[2]四季：因土氣旺於一日的辰、戌、丑、未四時，故稱一日的四季。又，寬保本作“日中”。疑是。

肾病，大多半夜症状轻，辰、戌、丑、未时加重，傍晚安静。

腎生病，則口熱舌乾，咽腫，上氣，嗌乾及心煩而痛，黃疸，腸澼，痿厥，腰脊背急痛，嗜臥，足下熱而痛，胻[1]酸。病久不已，則腿筋痛，小便閉，而兩脅脹，支滿[2]，目盲者死。

肾生病可见口中热，舌干燥，咽部肿，气上逆，咽干及心烦而疼痛，发黄疸，下痢或便血，四肢痿软厥冷，腰、脊、背拘急疼痛，喜欢睡卧，足底发热而疼痛，小腿骨酸痛。肾病日久不愈，可见腿部筋痛，

注：

[1]骱：héng，音"衡"。胫腓骨的總稱。

[2]支滿：病證名。泛指痰欲、水邪都停留在胸膈的病證。證見喘咳上逆，胸滿氣短，呼吸困難，不能平臥，浮腫。

小便闭涩，两胁作胀，支满，双目失明的会死。

腎之積，苦腰脊相引而疼，飢見飽減，此腎中寒結在臍下也。諸積大法，其脉來細軟而附骨者，是也。

患肾积者，可出现腰与脊相互牵引而疼痛，饥饿时更痛，饱食后痛减，这是因为肾中的寒邪聚结在脐下的缘故。一切积证诊断的基本脉法，凡是脉来细软而又沉附于骨的就是积证了。

又，面黑目白，腎已內傷，八日死。又，陰縮，小便不出，出而不快者，亦死。又，其色青黃，連耳左右，其人年三十許，百日死。若偏在一邊，一月[1]死。

注：

[1]月：瓚本作"日"。

又有，面色发黑，目中枯白，是肾气已经内伤，主八日内死。又有，阴茎内缩，小便不能排出，或排出而不畅的，也主死。又有，面色青黄，连及两耳左右，而病人大约三十多岁的，主百日内死。如果青黄色偏在一侧，主一月内死。

實則煩悶，臍下重；熱則口舌乾焦，而小便濇黃；寒則陰中與腰脊俱疼，面黑耳乾，噦而不食，或嘔血者，是也。

肾实，可见烦闷，脐下感到沉重；肾热，可见口舌干焦，而又小便涩黄；肾寒，可见阴部和腰背都感疼痛，面色发黑，两耳发干，呃逆而不进食，或呕血，这就是肾寒的证候。

又，喉中鳴，坐而喘咳，唾血出，亦爲腎虚寒，氣欲絶也。

又有，喉中痰鸣，端坐喘咳，痰液夹血唾出，也属肾虚寒，且肾气将绝。

寒熱虚實既明，詳細調救，即十可十全之道也。

寒、热、虚、实既已辨明，详细调理救治，就能掌握治十痊十的方法了。

按：肾为先天之本，元气化生之基，性命之根蒂。于内则连他脏，于外则系百骸。故本篇除专论"肾有水""肾瘘瘕疾""肾胀"之外，概以"肾病"或"肾生病"而述肾脏诸证候。粗观之，似有庞杂之嫌；细研之，则皆有所本。其所述神情、面容、耳目、四肢、精汗、气息、胸腹、二便以及病情之慧、甚、静者，无不根于肾之生理。至于所述肾虚、肾实之梦，以及邪客于肾之所梦，此为经验之积累也，如何诠释尚有待于深研。

论膀胱虚实寒热生死逆顺脉证之法第三十一

提要：肾与膀胱相表里，本篇论膀胱之脉候，故题曰论膀胱虚实寒热生死逆顺脉证之法。

全文分两段：首论膀胱之生理；次论膀胱诸证脉候。

膀胱者，津液之府[1]，與腎爲表裏，號曰水曹掾，又名玉海，足太陽[2]是其經也。總通於五府，所以五府有疾，即應膀胱；膀胱有疾，即應胞囊也。

膀胱是主管津液的腑，与肾是表里关系，称水曹掾，又称为玉海，足太阳经是它所属的经脉。膀胱之气总系并通达于五腑，所以五腑有病，即影响膀胱；膀胱有病，即影响子宫或阴囊。

注：

　[1]津液之府：現首見於《靈樞·本輸》。《素問·靈蘭秘典論》稱爲"州都之官"，本篇

又稱爲"水曹掾"，又稱"玉海"。中醫除將貯存和排泄尿液的作用歸屬膀胱外，還稱膀胱爲水液聚存之處，并與津液的氣化有關，所以謂"膀胱者，津液之府"。

[2]足太陽：經脈名。足太陽膀胱經的簡稱。現首見於《靈樞·經脈》。爲十二經脈之一。起於目內眥，經額上行交會於頭頂，從顱絡腦，下項，夾脊，抵腰，絡腎，屬膀胱，經臀部沿大腿後面中間下行，到足小趾外側，與足少陰腎經相接。

傷熱，則小便不利。熱入膀胱，則其氣急，而苦小便黃澀也。膀胱寒，則小便數而清[1]也。

注：

[1]清：寬保本此下有"白"字。

又，石水[1]發，則其根在膀胱。四肢瘦小，其腹脹[2]大者是也。

注：

[1]石水：古病名。現首見於《素問·陰陽別論》。證見水腫偏於下腹部，堅硬如石，脅下脹痛，四肢瘦小，但不喘。

[2]脹：瓚本有小注云"一作獨"。可參。

又，膀胱咳[1]久不已，則傳入三焦[2]，腸[3]滿而不欲飲食也。然上焦主心肺之病，人有熱則食不入胃，寒則精神不守，泄利不止，語聲不出也。實則上絕於心，

膀胱伤于热邪，可见小便不利。热入膀胱，可使膀胱气急迫，因而出现小便黄涩。膀胱有寒，可见小便次数增多而尿清。

又有，石水发作，其根就在膀胱。那种四肢瘦小、腹部胀大的病证就是石水。

又有，患膀胱咳久不愈，病邪可传入三焦，见腹胀而不思饮食。但上焦主心肺的病，人有热可见进食呕吐，有寒可见精神不能内守，泄利不止，言语不能发出声音。

孙光荣释译中藏经

102

氣不行也；虛則引起[4]氣之[5]於肺也。其三焦之氣和，則五藏六府皆和，逆則皆逆。膀胱中有厥陰[6]氣，則夢行不快；滿脹，則小便不下，臍下重悶，或肩[7]痛也。

注：

[1]膀胱咳：古病名。現首見於《素問·咳論》。證見咳嗽時伴有小便自排出。

[2]三焦：現首見於《素問·五藏別論》。人體上、中、下三部和各所屬藏府及其功用的合稱。詳見下篇。

[3]陽：瓚本作"腹"。義長。

[4]起：疑衍。瓚本無。

[5]之：周本作"乏"。義長。

[6]陰：疑衍。

[7]肩：瓚本有小注云："一作腎"。可參。

膀胱气实则邪入上焦而心绝，心气就不能运行了；膀胱气虚则引起邪气传到肺。人的三焦之气和调，则五脏六腑都安和；三焦之气逆乱，则五脏六腑都紊乱。膀胱中有厥逆之气，就梦见行走不快；膀胱满胀，可见小便不利，脐下感到沉重闷胀，或兼肩部疼痛。

絕則三日死，死時雞鳴也。

膀胱气绝，主三日内死，死时往往正是鸡鸣报晓的时刻。

其三焦之論，備云於後。

关于三焦的论述，详细论述在后篇。

按：膀胱虽为贮溲之器，谓藏津液，实则专司水液之代谢。盖肾与膀胱相表里，而肾主水，上连于肺，而肺为水之上源；中络脾胃，而脾为水之堤防，胃为水谷之海；肾上交于心，使之水火既济。膀胱位居下部而与胞囊相连，胞为血海，囊为精库，精血同源，血结则病水，水结亦病血。膀胱赖肾阳之气化，载津液上行而外连于卫，发则为汗，此气化所能出之真义，本论谓"总通于五腑，所以五腑有疾，即应膀胱，膀胱有疾，即应胞囊"，诚为至论，发前人之所未发也。

本论引膀胱久咳不已而传入三焦之例，以寒热虚实分述之，则归结为"三焦之气和，则五脏六腑皆和，逆则皆逆"，是为明确总括三焦之重要功能，为下篇之引导，故篇末特书之曰："其三焦之论，备云于后。"

论三焦虚实寒热生死逆顺脉证之法第三十二

提要：三焦为孤府，因而置于诸脏腑之后论之，故题曰论三焦虚实寒热生死逆顺脉证之法，为论脏腑诸证脉候之终篇。

全文分三段：首论三焦之生理功能；次论上焦、中焦、下焦诸证脉候；然后归结三焦之重要作用。

三焦者，人之三元之氣[1]也，號曰中清之府[2]，總領五藏六府、榮衛經絡、內外左右上下之氣也。三焦通，則內外左右上下皆通也。其於周身灌體，和內調外，榮左養右，導上宣下，莫大於此者也。

注：

[1]三元之氣：人的元氣可分爲上、中、下三元，三焦主持諸氣，所以稱其爲人的三元之氣。亦有釋爲宗氣、榮氣、衛氣者。

[2]中清之府：現首見於本篇。《靈樞·本輸》稱"中精之府"；《素問·五藏別論》稱"中瀆之府"；《難經·三十五難》稱"清净之府"。三焦具有統領經絡、藏府的作用，且通調內外、左右、上下，周流清净之津液而灌漑全身，所以稱爲"中清之府"。

三焦是人的三元之气，号称中清之府，总领人的五脏六腑、营卫经络，以及内外、左右、上下全身之气。三焦通调，则人之内外、左右、上下都可通调。至于周流全身，灌溉机体，对内安和脏腑，对外调适营卫，营养左右肢体，宣导上下气机等，没有比三焦的作用更大的了。

又名玉海、水道。上則曰三管[1]，中則名霍亂[2]，下則曰走哺[3]。名雖三而歸一，有其名而無[4]形者也，亦號曰孤獨之府[5]。而衛出於上，榮出於中[6]。上者，絡脉之系也；中者，經脉之系也；下者，水道之系也，亦又屬膀胱之宗始。主通陰陽，調虛實。呼吸有病，則苦腹脹氣滿，小腹堅，溺而不得，便而窘迫也。溢則作水，留則爲脹。足太陽[7]是其經也。

注：

[1][2][3]三管、霍亂、走哺：用病證名借代作上焦、中焦、下焦。三管，是胃氣未定、汗出、食先吐、短氣不續、語聲不出等上焦病證；霍亂，是上下隔絕、腹痛、洞泄、嘔逆等中焦病證；走哺，是大小便不通等下焦病證。

[4]無：瓚本此下有"其"字。疑是。

[5]孤獨之府：現首見於《靈樞·本輪》。因三焦所具有的功能甚廣，而且與五藏不相配屬，所以稱三焦爲"孤獨之府"，簡稱"孤府"。

[6]中：此下疑有脫文。

[7]足太陽：當作"手少陽"。

又，上焦實熱則額汗出而身無汗，能食而氣不利，舌乾口焦咽閉之類，腹脹，時時脅肋痛也。寒則不入食，吐[1]酸水，胸背引痛，嗌乾，津不納也。實則食已[2]還出，膨膨然不樂。虛則不能制下，

三焦又称作玉海、水道。上焦也可称作三管，中焦也可称作霍乱，下焦也可称作走哺。名称虽然分为三种，但归总是一腑，人身只有三焦的名称却没有它的实际形体，所以也称作孤独之腑。卫气出自上焦，营气出自中焦。上焦，与络脉系连；中焦，与经脉系连；下焦，与水道系连，因此也是膀胱之气的本源。三焦主通阴阳，可以调虚实。如上焦主司呼吸的肺有病，既可使中焦腹胀气满，又可使下焦小腹坚实，有尿意而又无尿排出，有便意而又排便窘迫。于是，体内的水液外溢就发作为水肿，滞留在体内就成为胀满。手太阳经是它所属的经脉。

又有，上焦实热可见额上出汗但身上无汗，能食但感到气胀脘闷不舒，舌干口焦，咽中闭塞等，还有腹胀、胁肋时时疼痛。上焦寒可见不能进食，吐酸水，胸与背相互牵引作痛，咽干，这是由于

遗便溺而頭面腫也。

中焦實熱，則上下不通，腹脹而喘咳，下氣不上[1]，上氣不下，關格而不通也。寒則不痢不止，食飲[2]不消而中滿也。虚則腸鳴鼓脹也。

下焦實熱，則小便不通，而大便難，苦重痛也。虚寒則大小便泄下而不止。

三焦之氣和則內外和，逆則內外逆。故云：三焦者，人之三元之氣也，宜修養矣。

津液不能收藏的缘故。上焦实可见进食以后随即吐出，腹部鼓鼓胀胀不舒适。上焦虚就不能制约下焦，出现大小便自遗而又头面发肿的症状。

中焦实热，上下气机就不能通调，腹胀而又喘咳，这是下气不能上，上气不能下，上下闭阻格拒而致气机不相通调。中焦寒可见下痢不止，饮食不能消化而致中满。中焦虚就见肠鸣，腹部鼓胀。

下焦实热，可见小便不通，而且大便困难，又感便时后重而且疼痛。下焦虚寒可见大小便泄利而又难止。

三焦之气和调则内外和调，三焦之气逆乱则内外逆乱。所以说：三焦是人身的三元之气，应当修治滋养。

按：三焦之名称，始见于《素问·灵兰秘典论》；三焦之论争，源起于《难经·二十五难》。其歧义在于三焦之名实与功能。历代医家各陈己见，大略而言之则有：《难经·二十五难》之"无形"说；《难经·三十一难》之"部位"说；宋代陈言之"有形"说；明代虞抟之"腔子"说。继之，清代则又有唐宗海之"油网"说；张杲之"右肾下脂膜"说；沈金鳌之"匡廓"说；章太炎之"淋巴系统"说等等，迄今无有定论。若言三焦之功能，则初谓为决渎之官，中渎之府，主司水道，强调与膀胱之关系至为密切；继而谓上焦如雾，中焦如沤，下焦如渎，强调化气与行水之功能。

本篇所论，力主无形而可分部位，此则宗《素问》《灵枢》之原旨而又不悖《难经》之本意。由此可以认为：中医学定名三焦，初始之意乃包罗诸脏而分为上、中、下三部位之大腔，因其功能泻而不藏而归属于六腑，且独立于五腑之外而名孤府；又因基于对其功能之初始认识，而名"玉海"，此即本篇原文谓之"足太阳是其经也"之由来。随着对其功能认识之深化，知其能主持诸气而内清脏腑，故又名之曰"中清之腑"。

本篇论三焦之功能，谓其"总领五脏六腑、荣卫经络、内外左右上下之气"，且明确指出"三焦通，则内外左右上下皆通也。其于周身灌体，和内调外，荣左养右，导上宣下，莫大于此"。此种认识与总结，贯古达今，补充、综合、发展《内经》《难经》关于三焦之蕴义，使三焦之名称与功能得以较合理而全面统一。

本论为"论脏腑虚实寒热生死逆顺脉证之法"之终篇，按内容区划，实为第二卷终也。

论痹第三十三

提要：本篇为论诸病之首，亦为诸痹第一论，总述痹之病因、病名及其证候，故题曰论痹。

全文分两段：首论痹证病因及五痹病名；次述痹证之病机及其证候。

痹者，風寒暑濕之氣中於人[1]藏府之爲也。入府，則病淺易治；入藏，則病深難治。而有風痹[2]，有寒痹[3]，有濕痹[4]，有熱痹[5]，有氣痹[6]，而又有筋、骨、血、

痹证是由于风、寒、暑、湿的邪气侵害到人的脏腑所形成的病证。邪气侵入六腑所致的痹证，病浅易治；邪气侵入五脏所致的痹证，病深难治。痹证有风痹、寒

肉、氣之五痹[7]也。大凡風寒暑濕之邪入於肝，則名筋痹[8]；入於腎，則名骨痹[9]；入於心，則名血痹[10]；入於脾，則名肉痹[11]；入於肺，則名氣痹。感病則同，其治乃异。

注：

[1]人：疑衍。寬保本無。

[2]風痹：病證名。現首見於《素問·痹論》，又稱行痹、走注。證見肢節疼痛，痛處游走不定。

[3]寒痹：病證名。現首見於《靈樞·壽夭剛柔》，又稱痛痹。證見四肢關節疼痛劇烈，遇寒加劇，得熱可緩解，可兼見手足拘攣。

[4]濕痹：病證名。現首見於《金匱要略·痙濕暍病脉證治》，又名着痹、著痹、中濕。證見肢體重著，肌肉頑麻，或肢節疼痛，痛有定處。

[5]熱痹：病證名。現首見於《素問·四時刺逆從論》。證見關節紅腫痛熱，發熱，口渴。

[6]氣痹：病證名。現首見於本篇。證見氣留於上則胸腹悶而不能食，氣注於下則腰脚重而不能行，并可伴有麻木不仁或偏癱等。

[7]五痹：筋痹、骨痹、血痹、肉痹、氣痹的總稱。現首見於本篇。

[8]筋痹：病證名。現首見於《素問·痹論》。證見筋脉拘攣，關節疼痛，不能行走。

[9]骨痹：即腎痿。參見第三十論第九段注[3]。

[10]血痹：病證名。現首見於《靈樞·九針》。證見肢體麻木不仁，或肢節疼痛。

[11]肉痹：病證名。現首見於《素問·痹論》，又稱肌痹。證見全身肌肉疼痛。

痹、湿痹、热痹、气痹的区分，又有筋痹、骨痹、血痹、肉痹、气痹这五痹的名称。大凡风寒暑湿的邪气侵入到肝所致的痹证，病名称作筋痹；邪气侵入到肾所致的痹证，病名称作骨痹；邪气侵入到心所致的痹证，病名称作血痹；邪气侵入到脾所致的痹证，病名称作肉痹；邪气侵入到肺所致的痹证，病名称作气痹。感邪受病的机理虽相同，各种痹证的治法却相异。

痹者,闭也。五藏六府感於邪氣,亂於真氣,閉而不仁,故曰[1]痹。

注:

[1]故曰:此下寬保本有"閉又痹"三字,連下讀音則爲"故曰閉,又痹病"。可參。

痹的本义,就是闭塞。五脏六腑被邪气所伤,而使真气逆乱,气机闭塞导致机体麻木不仁,所以称为痹证。

病,或痛或癢,或淋[1]或急,或緩而不能收持,或拳而不能舒張,或行立艱難,或言語塞澀,或半身不遂,或四肢拳縮,或口眼偏邪,或手足欹[2]側,或能行步而不能言語,或能言語而[3]不能行步,或左偏枯,或右壅滯,或上不通於下,或下不通於上,或大府閉塞—作小便秘澀,或左右手疼痛,或得疾而即死,或感邪而未亡,或喘滿而不寐,或昏冒而不醒,種種諸証,皆出於痹也。

注:

[1]淋:瓚本作"麻"。可參。

[2]欹:qī,音"欺",傾斜。

[3]而:孫本作"或"。據醫統本、周本改。依上下語例亦當如此。

患痹证,有的痛,有的痒,有的小便淋沥,有的大便急迫,有的四肢弛缓不能收持,有的手足拘急不能舒展,有的行立艰难,有的语言謇涩,有的半身不遂,有的四肢挛缩,有的口眼歪斜,有的手足偏拐,有的能行走但不能言语,有的能言语但不能行走,有的左侧偏枯,有的右侧肿胀,有的上不通于下而见下半身瘫痪,有的下不通于上而见上半身麻木,有的大小便秘塞,有的左右手疼痛,有的得病就立即死去,有的受邪却没有死亡,有的气喘满闷而不能安卧,有的昏昏沉沉而不能醒觉。形形色色的各种证候,都可出现在痹证中。

痹者,風寒暑濕之氣中於人,則使之然也。其於脉候、形證、治療之法,亦各不同焉。

痹证是人被风寒暑湿的邪气所中伤,于是就使人产生了上述的证候。至于各种痹证的脉候、形证、治疗的方法,也是各不相同的。

按：古今论痹之病名、病因、病机者，代不乏人，而皆由《素问·痹论》肇始，所谓"风寒湿三气杂至，合而为痹也"。其名则或以病机分，或以病所分。以病机分者，名曰"行痹、痛痹、着痹"；以病所分者，名曰"骨痹、筋痹、脉痹、肌痹、皮痹"。本论则有所发展，明论之者有四：

一乃病因，谓风、寒、暑、湿；

二乃病名，谓风痹、寒痹、暑痹、湿痹、气痹，又谓筋痹、骨痹、血痹、肉痹、气痹；

三乃病机，谓风寒暑湿之气中于人脏腑之为也；

四乃诊治，谓感病则同，其治乃异；入腑则病浅易治，入脏则病深难治。

论气痹第三十四

提要：本篇论气痹之病因病机与证候，故题曰论气痹。

全文分两段：首论气痹之病因病机；次论气痹之证候。

氣痹者，愁憂思喜怒過多，則氣結於上，久而不消則傷肺，肺傷[1]則生氣漸衰，則邪氣愈勝。

注：

[1]肺傷：寬保本作"傷氣"。可參。

气痹的形成，是由于愁、忧、思、喜、怒等情感太过，则使邪气结聚在人身的上部，结聚的邪气日久不消散就损伤肺，肺受损伤则使正气渐渐衰败而邪气愈来愈强盛。

留於上，則胸腹痹而不能食；注於下，則腰脚重而不能行；攻於左，則左不遂；衝於右，則右不仁；貫於舌，則不能言；遺於腸中，則不能溺。壅而不散則痛，流而不聚則麻。真經既損，難以醫治；邪氣不勝，易爲痊愈。其脉，右手寸

结聚的邪气滞留在上部，可见胸腹气机闭阻而不能进食；移注到下部，可见腰脚沉重而不能行走；攻伐到左侧，可导致左侧肢体不遂；冲击到右侧，可导致右侧肢体麻木不仁；贯行到舌部，可见不能言语的症状；遗留到肠中，

口沉而遲澀者是也。宜節憂思以養氣，慎[1]—作絶喜怒以全真，此最爲良法也。

注：

[1]慎：孫本作"孝宗廟諱"。今恢復本字。

可见不能小便的症状。结聚的邪气壅塞而不消散可使人作痛，流窜而不聚敛可使人发麻。真气、经脉已经损伤，就难以医治；邪气结聚尚不强盛，就容易痊愈。病人脉来右手寸口沉而又迟涩的，是气痹的脉象。患气痹宜节制忧悲思虑来调养正气，戒大喜大怒以保全真元，这是防治气痹最好的方法。

按：痹者，闭也；气痹者，气闭结为病也。何由而致气闭结？本篇谓"忧愁思喜怒过多"也。然则，七情何致气结？《素问·举痛论》云："诸痛皆因于气，百病皆生于气，怒则气上，喜则气缓，悲则气消，恐则气下，寒则气收，热则气泄，惊则气乱，劳则气耗，思则气结，九气不同也。"上述诸病因中，寒热为外邪，余则为七情，七情皆可影响气之失衡，过度则致痹。《灵枢·寿夭刚柔》云："在阳者命曰风，在阴者命曰痹。"故痹为阴邪，气痹亦为阴邪，因之壅则痛，流则麻。且可留、可注、可攻、可冲，闭于何所，则有气行与闭阻之病征，故本论谓可致不能食、不能行、不能言、不能溺、不遂、不仁。由此可见，受精神刺激而致气机失调所发生之痹证，皆曰气痹，非可徒以风痹视之。

考诸文献，气痹之名，始出本书。

论血痹第三十五

提要：本篇论血痹之病因病机与证候，故题曰论血痹。

全文分两段：首论血痹之病因病机；次论血痹之证候。

血痹者,飲酒過多,懷熱太盛,或寒折於經絡,或濕犯於榮衛,因而血搏,遂成其咎。故使人血不能榮於外,氣不能養於內,內外已失,漸漸消削。

血痹是由于饮酒过多,体内积藏热邪太盛,或者由于经络被寒邪所伤,或者由于荣卫被湿邪侵害,因而血与邪气相互结聚,于是就形成了这种疾病。所以,血痹使人血不能荣泽于外,正气不能营养于内如此则内外气血完全脱失,人体就渐渐消瘦干枯。

左先枯,則右不能舉;右先枯,則左不能伸。上先枯,則上不能制於下;下先枯,則下不能克於上;中先枯,則中[2]不能通疏。百證千狀,皆失血也。其脉,左手寸口脉結[2]而不流利,或如斷絕者是也。

人体左侧的血先干枯,可见右侧的肢体不能上举;右侧的血先干枯,可见左侧的肢体不能伸展。上部的血先干枯,上部就不能制约下部;下部的血先干枯,下部就不能克制上部;中部的血先干枯,上下左右的气机就不能通调疏导。千百种证候和病状,都是由于失血产生。病人左手寸口脉来结而不流利,或者如同断绝了,这就是血痹的脉象。

注:

[1]中:原脱、據上下文倒補。

[2]結:結脉。脉象名。現首見於《脉經》。指以脉來遲緩、時而一止、止無定數爲特徵的脉象。多主陰寒氣結、寒痰瘀血、積聚癥瘕等病證。

按:《灵枢·本脏》曰:"血和则经脉流行,营复阴阳,筋骨劲强,关节清利矣。"故本论归结血痹"百证千状,皆失血也"。

考诸文献,"血痹"之名始出《灵枢·九针十二原》。而本篇所述之证,赅括《灵枢》所论。若探其流,则《外台秘要》卷十九所述之病候脉证实为风痹,而本论亦已初具之,盖从"失血"立论,故然。

孙光荣释译中藏经

论肉痹第三十六

提要：本篇论肉痹之病因病机与证候，故题曰论肉痹。
全文分两段：首论肉痹之病因病机；次论肉痹之证候。

肉痹者，飮食不節，膏粱肥美之所爲也。脾者肉之本，脾氣已失則肉不榮，肉不榮則肌膚不滑澤，肌肉[1]不滑澤則腠理[2]疏，則[3]風寒暑濕之邪易爲入，故久不治則爲肉痹也。

注：

[1]肉：疑爲"膚"字之誤。

[2]腠理：中醫術語。現首見於《素問·陰陽應象大論》。其泛指皮膚、肌肉間隙以及皮膚、肌肉等的紋理。腠理在表，爲自然之精氣，以及衛氣、邪氣、汗液等出入之處。腠理宜固，而不宜疏。以免正氣泄而邪氣侵。

[3]則：此上疑脱"腠理疏"三字。

肉痹之狀，其先能食而不能充悦，四肢緩而不收持者是也。其右關脉舉按皆無力，而往來澀者是也。宜節飲食以調其藏，常起居以安其脾，然後依經補瀉，以求其愈爾。

肉痹是由于饮食没有节制，过食膏粱肥美的食物所造成的。脾气是营养肌肉的本源，脾气丧失了则肌肉不能荣盛，肌肉不荣盛则肌肤不光泽，肌肤不光泽则腠理疏松，于是风、寒、暑、湿的邪气就容易侵入，所以日久不治就形成了肉痹。

肉痹的症状，是开始能够进食，但食后不能充盛濡养肌肉，以致四肢渐渐弛缓而不能收持。病人右关脉轻取重按都无力，而且往来都是涩脉，这就是肉痹的脉象。患肉痹者应当节制饮食以调养脾脏，以正常作息来安和脾气，然后循经取治或补或泻，用这些办法以求得痊愈。

按：本篇论肉痹之病因病机，由表及里，再由里出表，先言伤于饮食，渐而伤脾，此为由表及里；脾气伤则肉不荣，渐而肌肤不泽而腠理疏，此为由里出表。而立论于脾主肌肉。

本论所述之外邪为"风寒暑湿"，较之"风寒湿三气杂至，合而为痹"之传统理论多一"暑"邪，前论血痹亦有怀热太盛之说，可见本书认为"热"亦可致痹。痹为阴邪，何言热亦可致？盖热可灼血炽肌，使血枯肌削，且可蒸肌肤而使腠理疏松，使风寒湿邪更易侵袭。由此推之，六气皆可致痹。

考诸文献，肉痹即肌痹，始出《素问·痹论》。

论筋痹第三十七

提要：本篇论筋痹之病因病机与证候，故题曰论筋痹。

全文分两段：首论筋痹之病因病机，次论筋痹之治法及脉候。

筋痹者，由怒叫無時，行步奔急，淫邪傷肝，肝失其氣，因而寒熱所客，久而不去，流入筋會[1]，則使人筋急而不能行步舒緩也，故曰筋痹。

注：

[1]筋會：穴位名。現首見於《難經·十五難》。即陽陵泉穴，爲膽經合穴。屬足少陽膽經，位於小腿外側，腓骨小頭前下緣，當腓骨長肌和趾總伸肌之間的凹陷處。主治頭面腫，脅肋痛，半身不遂，膝髕內外廉不仁。

宜活血以補肝，溫氣以養腎，然後服餌湯丸。治得其宜，即疾

筋痹多由于不时愤怒喊叫，剧烈行走奔跑，淫乱邪念等伤损肝脏，肝脏失去充养筋脉的正气，从而被寒热之邪所侵袭，病邪日久而不能除去，就流入筋脉所汇聚的处所，如阳陵泉穴，于是使人筋脉拘急不柔，屈伸不利而致不能行走自如，所以称为筋痹。

治疗筋痹宜用活血的方法来补肝，用温气的方法来养肾，然后

瘳[1]已，不然则害人矣。其脉，左關中弦急而數，浮沉有力者是也。

注：

[1]瘳：chōu，音"抽"。病癒。

服食养血荣筋之类的汤药或丸药。如果治疗符合病情，就能使疾病痊愈，否则就伤害人体。病人脉来见左关中弦急且数，轻取重按都有力，这就是筋痹的脉象。

按：考诸文献，筋痹之名始出《素问·痹论》，但本篇论筋痹之病因病机，概从肝主筋立论，且将七情、劳伤、寒热等，均视为筋痹之因，而不囿于风寒湿三气之说。

论骨痹第三十八

提要：本篇论骨痹之病因病机与证候，故题曰论骨痹。

全文分两段：首论骨痹之病因；次论其病机及其脉象。

骨痹者，乃嗜欲不節，傷於腎也。

骨痹是因嗜好发泄性欲不知节制，损伤肾气而形成的。

腎氣内消[1]，則不能關禁；不能關禁，則中上[2]俱亂；中上俱亂，則三焦之氣痞而不通；三焦痞而飲食不糟粕[3]；飲食不糟粕，則精氣日衰；精氣日衰，則邪氣妄入；邪氣妄入，則上衝心舌；上衝心舌，則爲不語；中犯脾胃，則爲不充；下流腰膝，則爲不遂；傍攻四肢，則爲不仁。

肾气在体内暗暗消耗，肾精就不能关守禁约；肾精不能关守禁约，则心脾气机都会逆乱；心脾气机都已逆乱，则三焦之气痞塞不通调；三焦痞塞则饮食不能消化吸收；饮食不能被消化吸收，则精气日渐衰败；精气日渐衰败，则邪气肆行侵入；邪气侵入，则上冲心舌；上冲心舌，则导致不能言语；邪气中犯脾胃，则中气不足；

注:

[1]内消:此指腎氣因房事過多而暗暗消耗。

[2]中上:指中焦的脾與上焦的心。

[3]不糟粕:不能分別精華糟粕,即不能消化吸收。

邪气下注腰膝,则肢体不遂;邪气旁攻四肢,则手足麻木。

寒在中則脉遲,熱在中則脉數,風在中則脉浮,濕在中則脉濡,虚在中則脉滑。其證不一,要在詳明。治療之[1]法,列於後章。

注:

[1]之:孫本無。據醫統本補。

寒邪侵入骨中则脉迟,热邪侵入骨中则脉数,风邪侵入骨中可见浮脉,湿邪侵入骨中可见濡脉,虚邪侵入骨中可见滑脉。各种邪气所致的证候不同,关键在于详察明辨。骨痹的治疗方法,列述在后章。

按:考诸文献,骨痹之名始出《素问·痹论》,但本论所述其病因病机,亦不囿于风寒湿三气之说,而从肾主骨立论,首责嗜欲不节,继责肾气内消,实本于"正气存内,邪不可干"之旨。

纵观五痹之论,本书重在脏气,重在情志,而以外邪致痹为第二病因,可谓独具只眼。

论治中风偏枯之法第三十九

提要:本篇着重论述中风偏枯之治法,故题曰论治中风偏枯之法。

全文分两段:首论中风偏枯之治法为吐、泻、补、发、温、按、熨,且释其义;次论凭脉运用上述诸法而治在求本。

人病中風偏枯,其脉數[1],而面乾黑黧,手足不遂,語言蹇澀,

人患中风偏枯的病,则病人脉数,且颜面干枯黧黑,手足不遂,

治之奈何？在上则吐之，在中则泻之，在下则补之，在外则发之，在内则温之、按之、熨之也。

注：

[1]数：瓒本作"浮数"。义长。

语言塞涩，怎样治疗这种病呢？病在上就用吐法治疗它，病在中就用泻法治疗它，病在下就用补法治疗它，病在表就用发表法治疗它，病在内就用温法、按法、熨法治疗它。

吐，谓出其涎也；泻，谓通其塞也；补，谓益其不足也；发，谓发其汗也；温，谓驱其湿也；按，谓散其气也；熨，谓助其阳也。

吐，是使病邪所生的涎痰吐出；泻，是使病邪阻塞的气机通达；补，是使病邪伤损的气血增益；发，是使病邪从汗发散；温，是使湿邪从内逐出；按，是使结聚的气血消散；熨，是使机体的阳气得到助益。

治之各合其宜，安可一揆[1]？在求其本。脉浮则发之，脉滑则吐之，脉伏而涩则泻之，脉紧则温之，脉迟则熨之，脉闭则按之。要察其可否，故不可一揆而治者也。

注：

[1]一揆：同一法度。揆，kuí，音"葵"。

治疗疾病的各种方法要与脉候合宜，岂能运用同一法度？终究是要探索疾病的根本。脉浮可用发汗的方法治疗，脉滑可用吐法治疗，脉伏且涩可用泻法治疗，脉紧可用温法治疗，脉迟可用熨法治疗，脉结可用按法治疗。关键是察明脉候与治法是否合宜，所以不能用同一法度来治疗疾病。

按：本论强调治之各合其宜而不可一揆而治，则充分体现本书辨证求本、施治合宜之治疗思想。

风为百病之长，而中于人则皮肤、经络、五脏、六腑皆可受病，而其治疗之法亦代有出新。本论以部位、脉象为网，列述诸法，以躯体部位区分，有上、中、下、内、外；以脉象区分，有浮、滑、伏、涩、紧、迟、闭，由是可以综合而言之曰：在上或脉滑者，吐之；在中或脉伏而涩者，泻之；在下者（疑脱"脉虚"），补之；在外或脉浮者，发之；在内或脉紧者，温之；在内或脉迟者，熨之；在内或脉闭者，按之。可谓大法备焉。

然，原文首言"人病中风偏枯其脉数"而其法则阙数脉之治，抑或为脉浮数则发之，故疑有脱漏。

论五丁状候第四十

提要：本篇论白疗、赤疗、黄疗、黑疗、青疗之证候及病因，故题曰论五疗状候。

全文分三段：首论五疗之病因并定五疗之病名；次述五疗之证候；末论五疗与五脏之关系。

五丁[1]者，皆由喜怒憂思，衝寒冒熱，恣飲醇酒，多嗜甘肥，毒魚酢醬，色欲過度之所爲也。畜其毒邪，浸漬藏府，久不攄[2]散，始變爲丁。

注：

[1]五丁：丁，通"疗"。爲白疗、赤疗、黄疗、黑疗、青疗的總稱。現首見於本篇。

[2]攄：shū，音"輸"，抒發。

其名有五：一曰白丁，二曰赤丁，三曰黄丁，四曰黑丁，五曰青丁。

五疗都是由于喜怒忧思过度，感冒寒热太重，恣意豪饮美酒，极好进食甘肥食物或毒鱼醋酱，以及色欲过度等造成。体内蓄积那些毒邪，渐渐浸渍脏腑，日久没有抒发消散，开始发作成为疗。

疗的名称有五种：第一种叫白疗，第二种叫赤疗，第三种叫黄疗，第四种叫黑疗，第五种叫青疗。

白丁者,起於右鼻下,初起如粟米,根[1]赤頭[2]白,或頑麻[3],或痛癢,使人憎寒、頭重,狀若傷寒[4],不欲食,胸膈滿悶。喘促昏冒者死,未者可治。此疾不過五日,禍必至矣。宜急治之。

注:

[1]根:指疔的底部,附着於肌膚。

[2]頭:指疔的頂部,顯露於肌膚之上。

[3]頑麻:頑,遲鈍。麻,麻木。

[4]傷寒:病名。現首見於《素問·熱論》。多種外感熱病的總稱。此指症狀如同外感寒邪,感而即發的病變,證見發熱、惡寒、體痛等。

白疗,大多起于鼻翼的右侧下,初起时好像粟米,根红色头白色,或感麻木,或感痛痒,使人恶寒、头痛,症状好像伤寒,不思饮食,胸膈胀闷。喘息气促,昏昏沉沉的,主死,没有出现这一症状的可治。此白疗发作不超过五日,灾祸必然降临。应当尽快治疗它。

赤丁在舌下,根頭俱赤。發痛,舌本硬,不能言,多驚,煩悶,恍惚,多渴,引—作飲水不休,小便不通。發狂者死,未者可治。此疾不過七日,禍必至也,不可治矣。大人小兒皆能患也。

赤疗,多生在舌下,根、头部都发红。发作时疼痛,舌根变硬,不能言语,多感惊悸,烦闷,神志恍惚,异常口渴,连连饮水不止,小便不通。发狂的主死,没有发狂的可治。此赤疗发作不超过七日,灾祸必然降临,不可治疗了。成人小儿都能患这种病。

黄丁者,起於唇齒齗邊,其色黄,中有黄水;發則令人多—作能食而還—作復出,手足麻木,涎出不止,腹脹而煩。多睡不寐[1]者死,未者可治。

注:

[1]寐:瓚本作"痹"。疑是。

黄疗,起于唇边、齿边、龈边,它的颜色发黄,疗中有黄水;发作时病人会大量进食但随即呕吐,且手足麻木,口涎流淌不止,腹胀而又心烦。常常想睡但不能入睡的主死,没有出现这一症状的可治。

黑丁者，起於耳前，狀如瘢痕，其色黑，長減不定，使人牙關急，腰脊腳膝不仁，不然即痛。亦不出三歲[1]，禍必至矣，不可治也。此由腎氣漸絕故也，宜慎[2]欲事。

注：

[1]歲：寬保本此下有"死"字。

[2]慎：此字未避"孝宗廟諱"。疑誤。

黑疔，多起于耳前，形状像瘢痕，颜色发黑，此黑色或加深或减退没有定数，使人牙关紧急，腰、脊、脚、膝都麻木不仁，否则就作痛。此黑疔发作也不超过三年，灾祸必然降临，就不可治疗了。这是由于肾气渐渐衰败丧失的缘故，应当慎戒房事。

青丁者，起於目下，始如瘤瘢，其色青，硬如石，使人目昏昏然無所見，多恐，悸惕，睡不安寧。久不已，則令人目盲或脱精[1]。有此則不出一年，禍必至矣。

注：

[1]精：疑爲"睛"字之誤。

青疔，多起于眼眶下，开始时好像瘿瘤或瘢痕，颜色发青，坚硬如石块，使人双目昏昏花花视物不清，多感恐惧，心中惊跳不安，睡不安宁。该病日久不愈，就使人目盲或脱睛。有这些症状的不会超过一年，灾祸必然降临。

白丁者，其根在肺；赤丁者，其根在心；黃丁者，其根在脾；黑丁者，其根在腎；青丁者，其根在肝。五丁之候—作疾，最爲巨疾—作病，不可不察也。治療之法，一一如左[1]。

注：

[1]一一如左：此下脱治五丁方。據原夾注所云，則附方爲下卷末之"治白丁憎寒喘急昏冒方、取白丁方、治赤丁方、取赤丁方、治黃丁方、取黃丁方、治黑丁方、治青丁方"八方。

白疔，产生的根源在肺；赤疔，产生的根源在心；黄疔，产生的根源在脾；黑疔，产生的根源在肾；青疔，产生的根源在肝。五疔的病候，最是大恶大凶的病候，不能不仔细观察辨识。治疗五疔的方法，一一列述在后。

按:《素问·生气通天论》曰:"膏粱之变,足生大丁。"由是有丁之名矣。疗者,形小、根深、质硬,因其易致"疗毒走黄",为历代医家所重视,故本书亦专论之。

疗之所发部位无定,古文名亦多殊。但本论则依五位相合理论而命名为白疗、赤疗、黄疗、黑疗、青疗,所述其证候、病机均与五行相合,书末附诸方亦相应。然,疗之所发所变,亦非以"五"可概全者,临床运用当熟思明审焉。

论痈疽疮肿第四十一

提要:本篇论痈疽疮肿之病因、证候及生死顺逆,故题曰论痈疽疮肿。

全文分两段:首论瘫疽疮肿发病部位及与脏腑内外之关系;次论痈疽疮肿诸候。

夫癰疽瘡腫之所作也,皆五藏六府畜毒不流則生本作皆有矣,非獨因榮衛壅塞而發者也。

痈疽疮肿之所以发作,都因为五脏六腑蓄积的毒邪没有泄出而产生,并不单纯因为营卫之气壅塞而发生。

其行也有處,其主也有歸。假令發於喉舌者,心之毒也;發於皮毛者,肺之毒也[1];發於肌肉者,脾之毒也;發於骨髓者,腎之毒也;闕肝毒發於下者,陰中之毒也;發於上者,陽中之毒也;發於外者,六府之毒也;發於內者,五藏之毒也。

痈疽疮肿的发作有一定的部位,而毒邪发作的部位有一定的归属。假设痈疽疮肿发生在喉舌,属心所蓄积的毒邪;发生在皮肤,属肺所蓄积的毒邪;发生在肌肉,属脾所蓄积的毒邪;发生在骨髓,属肾所蓄积的毒邪;发生在下部,是属阴的毒邪;发生在上部,是属阳的毒邪;发生在体表,是属

注：

[1]肺之毒也：原脱。據瓚本、醫統本、寬保本補。依上下文義亦當如此。

六腑所蓄积的毒邪；发生在体内，是属五脏所蓄积的毒邪。

故内曰壞，外曰潰，上曰從，下曰逆。發於上者得之速，發於下者得之緩。感於六府則易治，感於五藏則難瘥也。

所以，痈疽疮肿发生在体内就表现为腐坏，发生在体表就表现为溃败，发生在上部就表现为顺证，发生在下部就表现为逆证。发生在上部的起病迅速，发生在下部的起病缓慢。从六腑受邪发病的容易治疗，从五脏受邪发病的难以痊愈。

又，近骨者多冷，近虚[1]者多熱。近骨者，久不愈則化血成蠱[2]；近虚[3]者，久不愈則傳氣成漏[4]。成蠱則多癢而少痛，或先癢後痛；成漏則多痛而少癢，或不痛，或不癢。内虚外實者，多癢而少痛；外虚内實者，多痛而少癢。血不止者，則多死；膿疾潰者，則多生。或吐逆無度，飲食不時，皆癰疽之使然也。

注：

[1][3]虚：疑爲"膚"字之誤。

[2]蠱：此指因癰疽血瘀肉腐所生的蛆蟲。

[4]漏：通"瘻"。因癰疽不收口而形成的瘻管。

又有，痈疽疮肿发生在接近骨的地方大多属冷性的，发生在接近皮肤的地方大多属热性的。接近骨骼的，日久不愈就会化血变成蛆虫；接近皮肤的，日久不愈就会传气变成瘘管。变成蛆虫后就多痒少痛，或者先痒后痛；变成瘘管后就多痛少痒，或不痛，或不痒。内虚外实的，多痒少痛；外虚内实的，多痛少痒。溢血不止的，大多主死；脓肿溃破的，大多主生。有的还呕吐呃逆不停，饮食不能依时，这些都是痈疽疮肿所造成的。

種候萬一[1]一作多，端要[2]憑詳[3]。治療之法，列在後篇。

注：

[1]萬一：瓚本作"萬"。

[2]要：寬保本此下有"在"字。

[3]詳：瓚本此下有"審"字。

痈疽疮肿的种类与证候只列举了万分之一，审证的要领在于详细诊察。治疗的方法，列述在后篇。

按：痈疽之名始出于《灵枢》《素问》，发于皮肤、肌肉，多以为无非气血壅滞，荣卫稽留所致。而本论则明确指出"皆五脏六腑畜毒不流则生矣，非独因荣卫壅塞而发者也"，并按毒发于心、肺、脾、肾、上、下而次第述其证候、顺逆，井然有序，其理可征。

又，诸本批注均云阙"肝毒"一条，此乃按五脏所主推而论之。痈疽疮肿皆生于皮肤肌肉，则均与气血相关，故亦未可限于五位相合而推论之，仍以阙如为是。

论脚弱状候不同第四十二

提要：本篇论脚气与气脚名称、病机、证候、治法之异，故题曰论脚弱状候不同。

全文分四段：首论脚气与气脚名称、病机、治法之大略；次论脚气之病机、证候；三论气脚之病机、证候；四论脚气与气脚之脉象、治法及预后。

人之病脚氣[1]與氣脚[2]之爲異，何也？謂人之喜怒憂思，寒熱邪毒之氣，自内而注入於脚，則名氣脚也；風寒暑濕邪毒之氣，從外而入於脚膝，漸傳於内，則名脚氣也。然内外皆以邪奪正，故使人病形頗相類例。其於治療，亦有

人患脚气与气脚的差异是怎样的呢？总的说来，人身结聚的喜怒忧思，以及感受的寒热邪毒之气，从体内注入到脚所产生的病，就称为气脚；风寒暑湿邪毒之气，从体表直接侵入到脚膝，渐渐传入体内所产生的病，就称为脚

123

上下先後也，故分別其目。若一撲而不察其由，則無理致其瘳也。

注：

[1]脚氣：古病名。現首見於本篇，義見於《諸病源候論》卷十三。證見腿脚麻木、酸痛、軟弱無力，或攣急，或萎枯，或腫脹，或脛紅腫發熱等。甚至可入腹攻心，見小腹不仁，嘔吐不食，心悸，胸悶，氣喘，神志恍惚，言語錯亂。

[2]氣脚：古病名。現首見於本篇。證見突然視物不明，耳鳴耳聾，胸腹懨悶，腰背酸痛，關節不利，足軟無力等。

气。但是，无论来自内外都是邪气侵夺正气，所以患气脚与脚气的病状很相似。这两种病在治疗方面，也有上下先后的区别，因而要分别叙述它们的治法。如果用同一法度治疗而又不审察它们的病因，那就没有办法使疾病痊愈了。

夫喜怒憂思、寒熱邪毒之氣，流入肢節，或注於脚膝，其狀類諸風、歷節、偏枯、癱腫之證，但入於脚膝，則謂之氣脚也。若從外而入於足，從足而入藏者，乃謂之脚氣也。氣脚者，先治內而次治外；脚氣者，先治外而次治內。實者利之，虛者益之。

大凡结聚的喜怒忧思，以及寒热邪毒之气，流入四肢关节，或注入脚膝，病状相类于各种风证、历节风、偏枯、痈肿等证，如果只注入脚膝，就称它为气脚了。假若病邪是从体表侵入到足部，从足部传入五脏的，就称它为脚气。对于气脚，应先治内而后治外；对于脚气，应先治外而后治内。属实的泻实，属虚的补虚。

又，人之病脚氣多者何也？謂人之心、肺二經起[1]於手，脾、腎、肝三經起於足。手則清邪[2]中之，足則濁邪[3]中之。人身之苦者手足耳，而足則最重艱苦，故風寒暑濕之氣多中於足，以此脚

又问，为什么很多人患脚气？总的说来，人的手少阴心经、手太阴肺经这两条经脉止于双手，足太阴脾经、足少阴肾经、足厥阴肝经这三条经脉起自双足。双手是清阳之邪易中伤的部位，双足是浊

氣之病多也。然而得之病者,從漸而生疾,但始萌而不悟,悟亦不曉。醫家不爲脚氣,將爲別疾。治療不明,因循至大,身居危地。本從微起,浸成巨候,流入藏府,傷於四肢、頭項、腹背也。而疾未甚,終不能知覺也。特[4]因他而作,或如傷寒,或如中暑,或腹背疼痛,或肢節不仁,或語言錯亂,或精神昏昧,或時喘乏,或暴盲聾,或飲食不入,或藏府不通,或攣急不遂,或舒緩不收,或口眼牽搐,或手足顫掉[5]。種種多狀,莫有達者。故使愚俗束手受病,死無告陳。仁者見之,豈不傷哉!今述始末,略示後學,請深消息。

注:

[1]起:疑爲“止”字之誤。

[2]清邪:中醫病因名詞。現首見於《金匱要略·藏府經絡先後病》。指霧露之邪。

[3]濁邪:中醫病因名詞。現首見於《金匱要略·藏府經絡先後病》。指水濕之邪。

[4]特:寬保本作“時”。疑是。

[5]顫掉:證名。即振掉。現首見於《素問·脉要精微論》。指行走時晃動不定的症狀。

阴之邪易中伤的部位。人身最受劳苦的部位就是手和足啊,而双足的受累又最繁重艰苦,所以风寒暑湿的邪气大多侵害足部,因此脚气的患者就多了。然而,脚气这种病,是由渐渐受邪而产生的,只是开始萌生疾病的时候没有发觉,发觉以后也不知道是患了脚气。医生们往往不认为是脚气,会诊断为别种疾病。治疗不能明晓病因,犹疑延误造成大病,使身体处在危险的境地。这种病本来是从感受微邪而起,渐渐深入形成危重证候,病邪流入脏腑,伤害四肢、头项、腹背。但疾苦尚未显著的时候,病人始终不会知觉。独独因为其他的疾病引起而发作,表现为有的像伤寒,有的像中暑,有的腹背疼痛,有的肢体关节麻木不仁,有的语言错乱,有的精神昏沉迷乱,有的时时喘促乏息,有的突发目盲耳聋,有的不能进食,有的脏腑不通,有的肢体痉挛拘急不能随意运动,有的四肢伸展弛缓无力收持,有的口眼牵扯抽搐,有的手足震颤抖动。多种多样的症状,没有真能明达的人,所以使不知医理的民众束手无至於醉人房中,飽眠露下,當風取凉,對月貪歡,沐浴未乾而熟睡,房室纔罷而衝軒,久立於低濕,久佇[1]於水涯,冒雨而行,潰寒而寢,勞傷汗出,食飲悲生,犯諸禁忌,因成疾矣。其於不正之氣,中於上則害於頭目,害於中則蠱於心腹,形於下則灾於腰脚,及於旁則妨於肢節。千狀萬證,皆屬於氣脚。但起於脚膝,乃謂脚氣也。

注:

[1]佇:zhù,音"柱",久立。

甚至于醉后即行房事,饱食后沉睡在雾露中,当风求得凉爽,对月贪取欢娱,沐浴以后水湿未干就熟睡,房事刚结束就推开窗户引来冷风,长时间站立在低湿的地方,久久站立在水边,冒雨而走,藐视寒意而就寝,劳伤过度汗出不止,饱食饮酒醉中悲伤,触犯各种养生的禁忌,因此形成疾病。致病的不正之气,中伤在上部就损害头部和眼睛,侵害到中部就毒害在心腹,显现在下部就祸害在腰脚,伤及到旁侧就妨害四肢关节。这许许多多的症状,都属于气脚。只有起于脚膝的才称为脚气。

形候脉證[1],亦在詳明。其脉浮而弦者,起於風;濡而弱者,起於濕;洪而數者,起於熱;遲而澀者,起於寒;滑而微者,起於虛;牢[2]而堅者,起於實。在於上則

形候脉证,也要详辨明白。病人脉来浮且弦,病起自风邪;脉来濡且弱,病起自湿邪;脉来洪且数,病起自热邪;脉来迟且涩,病起自寒邪;脉来滑且微,病起自虚

由於上,在於下則由於下,在於中
則生於中。結而因氣,散而因憂,
緊則因怒,細則因悲。

注:

[1]證:寬保本作"理"。義長。

[2]牢:牢脈。脈象名。現首見於本篇,
又見於《千金翼方》。指以脈來沉實有力、弦
長不移爲特徵的脈象。多主陰寒內積、風痙
拘急、疝氣癥瘕、心腹疼痛等病證。

風者,汗之而愈;濕者,溫之
而愈;熱者,解之而愈;寒者,熨之
而愈。虛者補之,實者瀉之,氣者
流之,憂者寬之,怒者悦之,悲者
和之。能通此者,乃謂之良醫。

又,脚氣之病,傳於心腎則十
死不治。入心則恍惚忘謬,嘔吐,
食不入,眠不安寧,口眼不定,左
手寸口[1]脈乍大乍小、乍有乍無
者是也。入腎則腰脚俱腫,小便
不通,呻吟不絕,目額皆見黑色,

邪;脉来牢且坚,病起自实邪。病
脉出现在寸脉,病变就发生在上
部;病脉出现在尺脉,病变就发生
在下部;病脉出现在关脉,病变就
发生在中部。脉结是由于气积,
脉散是由于忧思,脉紧是由于郁
怒,脉细是由于悲伤。

病由风邪所致的,使他发汗
就能治愈。由湿邪所致的,使他
温煦就能治愈;由热邪所致的,使
他表散就能治愈;由寒邪所致的,
使他得到熨烫就能治愈。由虚邪
致病的,使他得到补益;由实邪致
病的,使他得到泻利;由气积所致
的,使气周流;由忧思所致的,使
他宽舒;由郁怒所致的,使他愉
悦;由悲伤所致的,使他平和。能
够精通这些治法奥义的,就可以
称之为良医。

再有,脚气的病邪,传入到心
和肾就必死无治。传入到心可见
神志恍惚,健忘,言语荒谬,呕吐,
不能进食,睡不安宁,口眼掣动,
左手寸口脉忽大忽小,忽有忽无,
这就是脚气邪毒入心的脉象了。传

氣時上衝胸腹而喘，其左手尺中
脉絶者是也。切宜詳審矣。

注：

[1]□：此下原衍"手"字，據瓚本刪。

入到肾可见腰脚俱肿大，小便不通，呻吟不止，眼眶额部色黑，时时气逆，向上冲击胸腹而发喘息，病人左手尺中脉绝，这就是脚气邪毒入肾的脉象。这些最要详细审察。

按：脚弱之证，大都因湿热兼挟风毒，渐侵肌肤，下注足膝而成，随后入脏腑，则诸证蜂起，此皆众所知之。本论则独以内伤七情，外伤六淫立论，分为自内注于脚者名曰气脚，从外而入于脚膝者名曰脚气，而又明言病形颇相类例，此则发前人之所未发也。考诸《病源》《千金》《外台》《圣惠》《普济》，均详述脚气之病，且分述证型甚多，然未有并述气脚者。或因病形颇相类例而合为一乎？然，本书以病机、病因之异分为气脚与脚气二病，自成其说，惜乎后世传之者鲜矣。

论水肿脉证生死候第四十三

提要：本篇论水肿之病因、病机、脉候，故题曰论水肿脉证生死候。

全文分三段：首述人中百病，难疗莫过于水之原因；次论十水之名及其病机、证候；末则附论消渴病久不愈者所患之水气。

人中百病，難療者莫過於水也。水者，腎之制也；腎者，人之本也。腎氣壯則水還於海[1]，腎氣虛則水散於皮。又，三焦壅塞，榮衛閉格，血氣不從，虛實交變，水隨氣流，故爲水病。有腫於頭目者，有腫於腰脚者，有腫於四肢

人们所患的千百种疾病，难以治疗的莫过于水邪所致的疾病。水是由肾所制约的，肾是人生存的根本。肾气壮盛则水液能复归到膀胱，肾气虚衰则水液溢散到皮肤。此外，三焦之气壅塞，营卫之气痞格，血与气不相随行，

者,有腫於雙目者。有因嗽而發者,有因勞而生者,有因凝滯而起者,有因虛乏而成者,有因五藏而出者,有因六府而來者。類目多種,而狀各不同。所以難治者,由此百狀,人難曉達。縱曉其端,則又苦人以嬌[2]恣不循理法,觸冒禁忌,弗能備矣。故人中水疾死者多矣。

注:

[1]海:即玉海,指膀胱。

[2]嬌:瓚本作"驕"。疑是。

虚与实交相更变,水随气的运行而流动,所以发为水邪所致的病。有肿在头面的,有肿在腰脚的,有肿在四肢的,有肿在双目的。有由于咳嗽而引发的,有由于劳伤而发生的,有由于气血凝滞而出现的,有由于虚亏而造成的,有从五脏之邪而产生的,有由六腑之邪而导致的。种类名目多种多样,而且症状各不相同。之所以说水邪所致的疾病难治,是因为这许许多多的症状,人们很难明晓通达。纵然知道其中的头绪,却又苦于人们骄纵恣意不遵循医疗的理论与方法,触犯治疗水邪疾病的禁忌,没有办法防备这些事情的发生。因此,人们患水邪所致疾病而死的也必然很多。

水有十名,具於篇末:一曰青水[1],二曰赤水[2],三曰黃水[3],四曰白水[4],五曰黑水[5],六曰玄水[6],七曰風水[7],八曰石水[8],九曰裏水[9],十曰氣水[10]。

注:

[1]青水:古病名,現首見於本篇。即肝水。證見自面部漸及全身水腫,皮膚多呈暗黃色,伴有兩脅疼痛,腰腹不能轉側,小便不利等。

水邪所致的病有十种名称,俱列于后:第一种称作青水,第二种称作赤水,第三种称作黄水,第四种称作白水,第五种称作黑水,第六种称作玄水,第七种称作风水,第八种称作石水,第九种称作里水,第十种称作气水。

［2］赤水：古病名。現首見於本篇。即心水。證見心胸煩悶，呼吸困難，不能平臥，下肢和陰囊腫脹等。

［3］黃水：古病名。現首見於本篇。即脾水。證見腹部腫大，四肢沉重，倦怠少氣，小便不利等。

［4］白水：古病名。現首見於本篇。即肺水。證見自足部而漸及全身浮腫，伴有咳嗽氣喘，小便困難，大便稀溏等。

［5］黑水：古病名。現首見於本篇。即腎水。證見足部浮腫，逆冷，腹部脹大，臍腫腰痛，不得小便，前陰部有水濕滲出等。

［6］玄水：古病名。現首見於本篇。證見自頭面漸及全身水腫，皮膚多呈暗黃色，伴有兩脅疼痛，小便黃等。

［7］風水：古病名。現首見於《素問·奇病論》。證見發熱惡風，四肢先腫。繼而腹部脹大，全身浮腫，小便不利。

［8］石水：古病名。現首見於《素問·陰陽別論》。證見自臍下先腫，少腹腫大，堅硬如石，腹滿不喘，脅下疼痛。

［9］裏水：古病名。現首見於《金匱要略·水氣病》。證見先自少腹作脹而不腫，漸見全身水腫，按之沒指，其腹如鼓，無汗，不渴。

［10］氣水：古病名。現首見於本篇。證見全身水腫，時重時消，時重時輕。

青水者，其根起於肝，其狀先從面腫，而漸行一身也。赤水者，其根起於心，其狀先從胸腫起也。黃水者，其根起於脾，其狀先從腹腫也。白水者，其根起於肺，其狀先從腳腫而上氣喘嗽也。黑水者，

青水，发病的根由起始自肝，它的症状是先从颜面肿，而又渐渐漫肿至全身。赤水，发病的根由起始自心，它的症状是先从胸部肿起。黄水，发病的根由起始自脾，它的症状是先从腹部肿起。

其根起於腎，其狀先從足趺腫。玄水者，其根起於膽，其狀先從頭面起，腫而至足者是也。風水者，其根起於胃，其狀先從[1]四肢起，腹滿大而通身腫也。石水者，其根在膀胱，其狀起臍下而腹獨大是也。裏水者，其根在小腸，其狀先從小腹脹而不腫，漸漸而腫也。又注云：一作小腹脹而暴腫也氣水者，其根在大腸，其狀乍來乍去，乍盛乍衰者是也。此良由上下不通，關竅不利，氣血痞格，陰陽不調而致之也。其脉洪大者可治，微細者不可治也。

注：

[1]先從：瓚本作"先起臍"，義長。

又，消渴[1]之疾久不愈，令[2]人患水氣。其水臨時發散，歸於五藏六府，則生爲病也。消渴者，因冒風衝熱，飢飽失節，飲酒過量，嗜欲傷頻，或餌金石，久而積成，使之然也。

白水，发病的根由起始自肺，它的症状是先从脚肿起而且气逆咳嗽。黑水，发病的根由起始自肾，它的症状是先从脚背浮肿。玄水，发病的根由起始自胆，它的症状是先从头面开始浮肿而后延伸到足部。风水，发病的根由起始自胃，它的症状是先从四肢开始，而后腹部肿满膨大而且通身发肿。石水，发病的根由起始自膀胱，它的症状是发肿开始在脐下而且只有腹部肿大，这就是石水。里水，发病的根由起始自小肠，它的症状是先小腹作胀，胀而不肿，然后渐渐发肿。气水，发病的根由起始自大肠，它的症状是水肿忽来忽去，忽增忽减，这就是气水。这的确是由于上下气机不通，进食、排泄的关窍不利，气血痞格，阴阳不调所导致的。这种病，脉来洪大的可治，脉来微细的不可治。

还有，消渴病日久不愈，使人患水肿。消渴病人的水邪临到晚期发作宣散，归聚到五脏六腑，就发展成为水肿病了。消渴是感冒风邪，冲闯热邪，饥饱失去常度，饮酒过量，嗜好色欲，频遭伤损，

注:

[1]消渴:病證名。現首見於《素問·奇病論》。泛指以多飲、多食、多尿爲特徵的病變。

[2]令:瓚本此上有"亦"字,義長。

或者服食金石类药物,日久则毒邪积聚,使人产生了这种病。

按:水之为病,本论责之在肾与三焦,盖水之制在肾,水之气化在三焦也。而喻嘉言《医门法律》谓水病以脾、肺、肾为三纲,后世医家宗之。本书第三十二论则谓三焦为人之三元之气,导上宣下,且下焦为水道之系。又属膀胱之宗始,因之,溢则作水,留则为胀,故本论曰:三焦壅塞,荣卫闭格,血气不从,虚实交变,水随气流,故为水病。因而本论与喻氏之三纲说,其理一也。《金匮要略·水气病脉证并治》分为五水,乃依五脏分为五大类型,本论基于此而加五腑,又分立五水之名,合而为十水,为何三焦之腑不分立一名? 因本书确认三焦为有名无形之中清之腑也。此后,医家亦有以证候命名者,亦有以病因命名者。然就其病因、病机、病位、病性、病状而言,每多交错,不若"五水""十水"之分简而明矣。

论诸淋及小便不利第四十四

提要:本篇论冷淋、热淋、气淋、劳淋、膏淋、砂淋、虚淋、实淋之病因病机及其小便不利诸候,故题曰论诸淋及小便不利,

全文分两段:首论诸淋之病因及病名;次论八种淋之证候,犹着重论及砂淋之病因病机。

諸淋[1]與小便不利者,皆由五藏不通,六府不和,三焦痞澀,榮衛耗失,冒熱飲酒,過[2]醉入房,竭散精神,勞傷氣血,或因女色興[3]而敗精不出,或因迷寵不已

各种淋证和小便不利的病证,都是由于五脏之气不通畅,六腑之气不调和,三焦之气痞格艰涩,营卫之气耗散消失,不顾天热饮酒,大醉以后同房,竭力消耗精

132

而真髓多輸，或驚惶不次[4]，或思慮未寧，或飢飽過時，或奔馳才[5]定，或隱忍大小便，或發泄久興，或寒入膀胱，或暑中胞囊。傷兹不慎[6]，致起斯疾。

注：

[1]淋：病名。現首見於《素問·六元正紀大論》。泛指以尿急、尿頻、尿痛、尿短、尿澀爲主要表現的病證。

[2]過：瓚本作"遇"。

[3]興：此指陰莖勃起。

[4]次：寬保本作"定"。義長。

[5]才：疑爲"不"字之誤。

[6]慎：此字未避"孝宗廟諱"。疑誤。

神，劳累伤损气血，或由于女色所诱使阳具亢起而又死精不泄，或由于迷恋于所宠爱的女色不止使真气精髓多多败损，或由于惊惶不止，或由于思虑不安，或由于饥饱过时，或由于奔驰不定，或由于隐忍大小便，或由于泄精以后阴茎仍长时间亢奋，或由于寒邪侵入膀胱，或由于暑邪中伤阴囊或子宫。伤损在这些方面却没有引起重视，以致产生这种疾病。

狀候變異，名亦不同，則有冷、熱、氣、勞、膏、砂、虛、實之八種耳。

各种淋病的证候变化有差异，名称也不相同，一般有冷淋、热淋、气淋、劳淋、膏淋、砂淋、虚淋、实淋八种名称。

冷淋[1]者，小便數，色白如泔也。熱淋[2]者，小便澀而色赤如血也。氣淋[3]者，臍腹滿悶，小便不通利而痛也。勞淋[4]者，小便淋瀝不絕，如水之滴漏而不斷絕也。膏淋[5]者，小便中出物如脂膏也。砂淋[6]者，臍腹中隱痛，小便難，其痛不可忍，須臾從小便中下如砂石之類，有大者如皂子，或

冷淋，见小便频数，尿色发白如同米泔水。热淋，见小便艰涩，而且尿色发赤如同血水。气淋，见脐腹胀闷，小便不通畅而且排尿时疼痛。劳淋，见小便淋沥不断，如同水注入滴漏中那样点点滴滴流下而不断绝。膏淋，见小便中排出的秽物如同油膏。砂淋，见脐腹中隐隐作痛，小便困难，

赤或白—作黄，色澤不定。此由腎氣弱而貪於女色，房而不泄，泄而不止，虛傷真氣，邪熱漸强，結聚而成砂。又如以火煮鹽，火大水少，鹽漸成石之類。謂腎者水也，鹹歸於腎，水消於下，虛熱日甚[7]，煎結而成。此非一時而作也。蓋遠久乃發，成即五歲，敗即三年。壯人五載，禍必至矣，宜乎急攻。八淋之中，惟此最危。其脉盛大而實者可治，虛小而澀者不可治。虛者謂腎與膀胱俱虛[8]，而精滑夢泄，小便不禁者也。實[9]則謂經絡閉澀，水道不利，而莖痛腿酸者也。

注：

[1]冷淋：古病名。現首見於本篇，又見於《聖濟總錄·諸淋門》。證見小便頻數，尿如米泔，并伴有陽虛陰寒證候。

[2]熱淋：古病名。現首見於本篇，又見於《諸病源候論》。證見小便短數，尿熱澀痛，尿赤如血，伴有腰痛，小腹拘急脹痛等。

[3]氣淋：古病名。現首見於《脉經》。證見小便不利，尿急、尿痛，臍腹脹滿。

[4]勞淋：古病名。現首見於本篇，又見於《諸病源候論》。證見時有尿意但小便淋灕不斷。

[5]膏淋：古病名。現首見於本篇，又見於《諸病源候論》。證見小便淋灕不暢，尿色白黏稠如脂膏、如鼻涕。

[6]砂淋：古病名。現首見於本篇，又見

排尿时痛不可忍，稍待片刻从小便中排出砂石之类的硬物，有大者像皂角子，或呈赤色或呈白色，色泽不定。这是由于肾气衰弱却贪恋女色，虽行房事却不泄精，或者泄精不止，虚邪伤损真气，邪热渐渐强盛，熔结炼聚成砂石。又比如就像用水煮盐，火大水少，盐渐渐结成石的那种现象。总的说来，肾属水，咸味归属于肾，水液消散在下部，虚热日渐加剧，水热相煎熔结就形成砂石。这种病不是一时就发作的。多是积聚长久才发作，形成以后约五年，肾气衰败以后约三年才发作。壮实的人，肾气衰败以后约五年，祸害就必然降临了，治疗适用急攻。八淋之中，惟有砂淋最危重。病人脉来洪大且实的可治，脉来虚小且涩的不可治。所谓虚，是指肾气与膀胱气都虚，见梦遗滑精，小便不能自禁。所谓实，是指经络闭涩，水道不通，而见阴茎疼痛，腿部发酸。

孙光荣释译中藏经

134

於《諸病源候論》，又稱石淋。證見小便澀痛，少腹拘急，腰部絞痛，排尿中斷，尿中帶血，或尿中夾有大小不等的砂石。

[7]甚：瓚本作"盛"。

[8]虛：指虛淋。古病名，現首見於本篇。證見小便頻數，點點滴滴，淋灕不盡，甚至失禁，伴有夢遺、泄精等。

[9]實：指實淋。古病名。現首見於本篇。證見小便困難，伴有陰莖疼痛和腿酸等。

又，諸淋之病，與淋[1]相從者活，反者死[2]凶。治療之際[3]，亦在詳酌耳。

注：

[1]淋：寬保本和"脉"，疑是。

[2]死：疑衍。瓚本無。

[3]際：瓚本作"法"。

再有，各种淋证，与脉相合的主生，与脉相反的主凶、主死。治疗的时候，也要详细斟酌啊。

按：淋者，小便滴沥而涩痛也。素有五淋之名，谓热淋、石淋、血淋、气淋、劳淋也。本论则分为八种，砂淋即石淋，热淋之甚即是血淋、虚淋、膏淋则可归于劳淋，实淋、冷淋亦可分属于热淋、气淋矣。

淋病之成因亦有内因、外因之分。本论则犹重虚伤真气。文中就砂淋之论述尤详，责伤肾尤切。较之徒言热入下焦之论者，深远多矣。

论服饵得失第四十五

提要：本篇论服用金石药物之利弊及长期所服金石之法则，故题曰论服饵得失。

全文分两段：首述服饵金石、草木、单方、复方效验得失之原因；次论久服金石之基本法则。

石之與金,有服餌得失者,蓋以其宜與不宜也。或草或木,或金或石,或單方得力,或群隊獲功,或金石毒發而致斃,或草木勢助而能全。

矿石类药物和金属类药物,服食它们存在着有得有失的两种情况,这是因为有的人相宜,有的人不相宜的缘故。或是草类药物或是木类药物,或是金属类药物或是矿石类药物,有的服用单味药物取得效力,有的服用多味复方获得成功,有的服食金石类药物毒性发作而致死,有的服食草木类药物力盛得助而保全。

其驗不一者何也? 基[1]本實者,得宣通之性[2],必延其壽;基本虛者,得補益之情[3],必長其年。虛而過瀉,實乃更增,千死其千,萬歿其萬,則決然也。

注:

[1]基:始。此指先天。又,醫統本作"其"。

[2][3]性、情:原義分別指陽氣、陰氣。此爲互文,指藥物調平陰陽的性能。

不同的人服用药物的效验不一样的原因是什么呢? 身体先天本质强实的人,得到药物宣通阴阳的灵性,必定延长他们的寿命;先天本质虚弱的人,得到药物补益阴阳的情致,必定增益他们的寿数。本质虚弱如果过度泻利,本质强实如果再加补益,千死其千,万死其万,是必然的。

又,有年少之輩,富貴之人,恃其藥力,恣其酒欲,誇弄其術,暗使精神內捐,藥力扶持,忽然疾作,何能救療? 如是之者,豈知災從內發,但恐藥餌無功,徵[1]實可嘆哉!

再有,有些年纪轻轻的人,有钱有地位的人,仗着服饵金石的药力,放纵自己而饮酒作乐,夸耀卖弄他们的邪术,暗暗使精神在体内捐弃,虽药力扶持,但忽然毒性发作,怎么能够救治? 像这样

注：

[1]功，徵：孫本原作"徵功"。"徵"字屬下讀。據瓚本改。又，"徵"，疑衍。

执迷不悟的人，岂知灾祸从体内发生，还唯恐金石药力不足而没有功效，这确实可叹呀！

其於久服方藥，在審其宜。人藥相合，效豈妄邪？假如藏不足則補其藏，府有餘則瀉其府；外實則理外，内虛則養内；上塞則引上，下塞則通下，中澀—作結 則解中；左病則治左，右病則治右。上、下、左、右、内、外、虛、實，各稱其法，安有橫夭者也？故藥無不效，病無不愈者，切務於謹察矣。

至于那些长期服用的金石方药，要详究它是否合宜。人体本质者与方药性能相合，效验岂是虚妄的吗？假如脏气不足就补益不足的脏气，腑气有余就泻利有余的腑气；外邪盛实就疏理外邪，内气虚弱就滋养内气；上部壅塞就导引上部，下部阻塞就通利下部，中部结滞就消导中部；左侧发病就治疗左侧的病，右侧发病就治疗右侧的病。上、下、左、右、内、外、虚、实，分别采用适合病变的治法，难道会有横死夭折的吗？因此说药没有不效验的，病没有不可治愈的，关键是务必要严谨地诊察。

按：金石服饵之记载，始见于《史记·扁鹊仓公列传》："齐王侍臣遂病，自炼五石服之。"但其时之服石，仅为炮制及服用矿物药品以治病耳。至魏晋南北朝时，道教兴起，贵族士子信奉长生不死、成仙得道之说教，遂服石成风，以致毒发毙者累见，故本篇专论服食得失，诚为警世之言。

辨三痞论并方第四十六

提要：本篇论上痞、中痞、下痞之证候及服饵之方，故题曰辨三痞论并方。

全文分四段:首论金石草木服饵之要;次则分论上痞、中痞、下痞之证候及方药。

金石草木,單服皆可以不死者,有驗無驗,在乎有志無志也。雖[1]能久服,而有其藥熱壅塞而不散,或上或下,或痞或澀[2],各有其候,請速詳明。用其此法,免敗其志,皆於壽矣。謹論候并方,具在後篇。

注:
[1]雖:瓚本此下有"志士"二字。疑是。
[2]或澀:瓚本作"在中"。義長。

金石草木药物,有诚心服饵都可以长生不死的说法,有效验还是没有效验,就在于有志气还是没有志气了。金石草木药物虽然能够长期服饵,但有些药物热性壅塞而又不消散,或壅积在上,或阻塞在下,或痞闷或滞涩,各有不同的证候,请在服用前尽快详细辨明。辩明药性的方法,就能避免毁败了那些求长生不死的人的志气,就都可活到高寿了。特此论述有关的证候并附治疗方药,列具在后面。

辨上痞候并方

上痞者,頭眩目昏,面赤心悸,肢節痛,前後[1]不仁,多痰,短氣,懼火,喜寒。又,狀若中風之類者,是也。宜用後方:

桑白皮 闊一寸,長一尺 檳榔 一枚 木通 一尺去皮。一本作一兩 大黃 三分,濕紙[2]煨 黃芩 一分 澤瀉 二兩

右[3]剉爲粗末,水五升,熬取三升,取清汁,分二 一本作三 服。食後,臨臥服。

辨上痞候并方

上痞,见头眩目昏,面赤心悸,肢节疼痛,举止麻木不仁,多痰,短气,惧火热,喜寒凉。另外,症状就像得了中风之类的病那样,也是上痞的证候。宜服用后方:

桑白皮 宽一寸,长一尺 槟榔 一枚 木通 一尺去皮。一本作一两 大黄 三分,湿纸裹煨 黄芩 一分 泽泻 二两

以上药剉为粗末,取水五升,

孙光荣释译中藏经

注：

[1]前後：舉止。

[2]紙：瓚本此下有"裹"字。疑是。

[3]右：上。即"上述"之意。因原文竪排，所以稱"右"。

熬取三升，提取上面清汁，在饭后和临睡前分两次（一本作三）服下。

辨中痞候[1]并方

中痞者，腸滿[2]，四肢倦，行立艱難，食已嘔吐，冒昧，減食或渴者，是也。宜用後方：

大黃—兩，濕紙十重包裹，煨，令香熟，切作片子
檳榔—[3]枚　木香—分

右爲末，生蜜爲圓如桐子[4]大。每服三十圓，生薑湯下。食後、日午，日進二服。未減，加之。效，即勿再服。

附方：

桂[5]五錢[6]，不見火　檳榔—個
黑牽牛四兩，生，爲末二兩

右爲末，蜜酒調[7]二錢。以利爲度。

注：

[1]候：孫本無，據醫統本、寬保本補。依上下文例亦當如此。

[2]滿：寬保本此上有"脹"字，義長。

[3]一：醫統本作"二"。

[4]桐子：寬保本此上有"梧"字，義明。

[5]桂：肉桂。

[6]五錢：寬保本作"半兩"。

[7]調：瓚本此下有"下"字。

辨中痞候并方

中痞见肠胀腹饱满，四肢困倦，行走站立都感艰难，进食以后就呕吐，昏昏沉沉，食量减少或口渴，这就是中痞的证候。宜用后方：

大黄—两，湿纸十重包裹，煨，令香熟，切作片子
槟榔—枚　木香—分

以上药为细末，用生蜜调和如梧桐子大的丸子。每次服三十丸，用生姜汤送下。在饭后和中午各服用一次，一日二次。症状不见减轻，加量加次服。奏效，便不可再服，附方：

肉桂五钱，不得见火　槟榔—个　黑
牵牛四两，生用，为末二两

上为末，以蜜酒调服二钱服一次，以泄利为度。

辨下痞候并方

下痞者，小便不利，臍下滿硬，語言蹇滯，腰背疼痛，脚重不能行立者，是也。宜用後方：

瞿麥頭子—兩　官桂—分　甘遂三分　車前子—兩,炒

右件爲末，以豶豬腎[1]一個，去筋膜，薄批[2]開，入藥末二錢，勻糝[3]，濕紙裹，慢火煨熟。空心細嚼，溫酒送下，以大利爲度。小便未利，臍腹未軟，更服附方：葱白一寸去心，入硇砂末一錢，安葱心中，兩頭以線子系之。濕紙包，煨熟。用冷醇酒送下。空心服，以效爲度。

注：

[1]豶豬腎：豶：fèn，音"憤"。經閹割的豬的腎。

[2]批：劈。

[3]糝：sǎn，音"傘"。用米勻和。

辨下痞候并方

下痞见小便不利，脐部下面胀满坚硬，语言蹇涩，腰背疼痛，双腿沉重不能行走或站立，这就是下痞的证候。宜用下方：

瞿麦头子—两　官桂—分　甘遂三分　车前子—两,炒

以上药为末，取阉割的猪的肾一个，除去筋膜，薄薄剖开，放入二钱药末，用米和匀，用湿纸包裹，慢火煨熟。空腹时仔细咀嚼，温酒送服，以泄泻通利为度。小便如果没有通利，脐周腹部没有柔软，再服用附方：葱白一寸去心，放入硇砂末一钱，放置在葱管中，葱白两头用线系好，以温纸包裹，煨热。用冷的、味道厚重的酒送服。空腹服用，以有效为度。

按：痞病多因痰食作祟，故无论上痞、中痞、下痞，本篇所列之方，皆伍以槟榔、瞿麦头子等消水气、下痰食之药。

论诸病治疗交错致于死候第四十七

提要：本篇论十七种治疗方法于诸病之宜与不宜，指出乱投汤丸，动辄交错则可使轻者令重，重者令死。故题曰论诸病治疗交错致于死候。

全文分三段：首论诸治疗方法及其作用，次论当用与不当用及不当用而用之危害，末论诸法之应用原则。

夫病者，有宜湯者，有宜圓者，有宜散者，有宜下者，有宜吐者，有宜汗者，有宜灸者，有宜針者，有宜補者，有宜按摩者，有宜導引[1]者，有宜蒸熨者，有宜澡洗[2]者，有宜悅愉者，有宜和緩者，有宜水者，有宜火者。種種之法，豈能一也！若非良善精博，難爲取愈。其庸下識淺，亂投湯圓，下汗補吐，動使交錯，輕者令重，重者令死，舉世皆然。

注：

[1]導引：導，導氣令和；引，引體令柔。古代一種以意念爲主導，并以肢體運動、呼吸運動和自我按摩相結合爲特點的健身法。

[2]澡洗：澡，洗手；洗，洗脚。此指用藥物浸泡、洗滌手脚。

大凡疾病的治疗，有适合用汤剂的，有适合用丸剂的，有适合用散剂的，有适合用下法的，有适合用吐法的，有适合用汗法的，有适合用灸法的，有适合用刺法的，有适合用补法的，有适合用按摩的，有适合用导引的，有适合用蒸熏熨烫方法的，有适合用洗涤或浸泡手脚方法的，有适合用愉悦心意方法的，有适合用调和舒缓的，有适合用水法的，有适合用火法的。各种各样的方法，岂能统一！如果不是深知熟谙而精通博学，难以运用这些方法取得治疗效果。那些平庸粗劣见识浅陋的人，乱投汤剂丸剂等药物，乱用下汗补吐等治法，动辄使得病证夹杂错乱，轻证使人加重，重证使人致死，各地都是这样。

且湯，可以蕩滌藏府，開通經絡，調品陰陽，袪分邪惡，潤澤枯朽，悅養皮膚，益充氣力，扶助困竭，莫離於湯也。圓，可以逐風冷，破堅癥，消積聚，進飲食，舒榮衛，開關竅，緩緩然參合，無出於圓也。散者，能袪風寒暑濕之氣，

汤剂可以用来荡涤脏腑积聚，疏通经络气血，调平分辨阴阳清浊，袪除分离病邪毒害，润泽枯萎的肌肉，滋养干燥的皮肤，增加真气的力量，扶助衰弱的机体，这些除了汤剂没有更适合的了。丸剂可以用来驱逐风寒的邪气，攻

攄寒濕穢毒之邪，發揚四肢之壅滯，除剪五藏之結伏，開腸和胃，行脉通經，莫過於散也。下則疏豁閉塞，補則益助虛乏，灸則起陰通陽，針則行榮引衛，導引則可以逐客邪於關節，按摩則可以驅浮淫於肌肉，蒸熨辟冷，煖[1]洗生陽，悦愉爽神，和緩安氣。

注：

[1]煖：瓚本作"澡"。據上文則疑是。

破坚实的癥疾，消除体内的积聚，增进饮食，调和营卫，开通关窍，缓缓地参合渗透，没有比丸剂更突出的了。散剂能祛风寒暑湿的邪气，驱散寒湿秽毒的外邪，发散扬弃四肢的壅滞，驱散铲除五脏的积结隐伏，舒通肠道而调和胃气，运行脉气而疏通经血，没有比散剂更超越的了。下法可开通闭阻滞塞，补法可补益虚衰乏力，灸法可鼓动阴气通达阳气，刺法可运行营气引导卫气，导引可用来驱逐在关节的外邪，按摩可以用来驱逐在肌肉的外邪，蒸熏熨烫可辟开寒邪，温浴能生发阳气，愉悦心意可使精神清爽，调和舒缓可使正气安和。

若實而不下，則使人心腹脹滿，煩亂，鼓腫。若虛而不補，則使人氣血消散，精神耗亡，肌肉脱失，志意昏迷。可汗而不汗，則使人毛孔關塞，悶絶而終。合吐而不吐，則使人結胸上喘，水食不入而死。當灸而不灸，則使人冷氣重凝，陰毒内聚，厥氣上衝，分逐[1]不散，以致消減。當針而不針，則使人榮衛不行，經絡不利，

倘若邪实却不用下法，就使人心腹胀满，烦乱，鼓肿。倘若体虚却不用补法，则使人气血消散，精神耗丧，肌肉削减，神志昏迷。可以用汗法却不发汗，则使人毛孔闭塞，闷绝而死。该用吐法却不催吐，则使人结胸气逆喘促，不能进饮食而死。当用灸法却不施灸，则使人冷气反复凝结，阴毒内聚，厥气上冲，分离驱逐不散，从而

邪漸勝真,冒昧而昏。宜導引而不導引,則使人邪侵關節,固結難通。宜按摩而不按摩,則使人淫隨肌肉,久留不消。宜蒸熨而不蒸熨,則使人冷氣潛伏,漸成痹厥。宜澡洗而不澡洗,則使人陽氣上行,陰邪相害。

注:

[1]逐:孫本作"遂",形近致誤。據瓚本改。

不當下而下,則使人開腸蕩胃,洞泄不禁。不當汗而汗,則使人肌肉消絕,津液枯耗。不當吐而吐,則使人心神煩亂,藏府奔衝。不當灸而灸,則使人重傷經絡,內蓄炎[1]毒,反害中和,至於不可救。不當針而針,則使人氣血散失,關機[2]細縮。不當導引而導引,則使人真氣勞敗,邪氣妄行。不當按摩而按摩,則使人肌肉膹脹,筋骨舒張。不當蒸熨而蒸熨,則使人陽氣遍行,陰氣內聚。不當淋渫[3]而淋渫,則使人濕侵皮膚,熱生肌體。不當悅愉而悅愉,則使人神失氣消,精神不快。不當和緩而和緩,則使人氣

导致气消形减。当用刺法却不针刺,则使人营卫之气不周流,经络之气不通利,邪气渐渐克伐真气,头晕目花而昏沉。适合导引却不导引,则使人关节受邪侵害,关节固结气血难通。适合按摩却不按摩,则使人肌肉被外邪侵淫,留邪日久不能消散。适合蒸熏熨烫却不蒸熏熨烫,则使人体内潜伏阴冷之邪,渐渐形成痹证厥证。适合温浴却不温浴,则使人阳气上行,阴邪相侵。

不当用下法却用下法,则使人肠胃通荡,洞泄不止。不当用汗法却用汗法,则使人肌肉消脱,津液枯耗。不当用吐法却用吐法,则使人心神烦乱,脏腑之气向上奔冲。不当用灸法却施灸,则使人经络大伤,火毒内蓄,反害中和之气,甚至于不可救治。不当用刺法却用针刺,则使人气血散失,机窍关节细弱萎缩。不当导引却导引,则使人真气劳损衰败,邪气妄行。不当按摩却按摩,则使人肌肉肿胀,筋骨松散。不当蒸熏熨烫却蒸熏熨烫,则使人阳气遍体散发,阴气向内聚积。不当淋洗却淋洗,则使湿邪侵袭

停意_{此下趙寫本俱缺}折,健忘傷志。

注:

[1]炎:寬保本作"痰"。可參。

[2]關機:寬保本作"機關"。疑是。

[3]淋淶:淶,xié,音"斜",止歇、消散。瓚本眉批云:"按淋淶據上文當作澡洗。"可從。

大凡治療,要合其宜,脉狀病候,少陳於後。凡脉不緊數,則勿發其汗。脉不疾數,不可以下。心胸不閉,尺脉微弱,不可以吐。關節不急,榮衛不壅,不可以針。陰氣不盛,陽氣不衰,勿灸。内無客邪,勿導引。外無淫氣,勿按摩。皮膚不痹,勿蒸熨。肌内^[1]不寒,勿暖^[2]洗。神不凝迷,勿悦愉。氣不急奔,勿和緩。順此者生,逆此者死耳。脉病之法,備説在前。

注:

[1]内:醫統本作"肉"。疑是。

[2]暖:瓚本作"澡"。據上文疑是。

皮肤,热邪进入肌体。不当愉悦心意却愉悦心意,则使人神失气消,精神不快。不当和调舒缓却和调舒缓,则使人气滞意挫,健忘伤志。

大凡治疗,要适合病证所宜。现将不适合各种治法的脉状病候,略述如后。凡脉来不紧数,不要给病人发汗。脉来不疾数,不可以用下法。心胸不闭塞,尺脉微弱,不可以用吐法。关节不拘急,营卫不壅塞,不可以用刺法。阴气不盛,阳气不衰,不要用灸法。体内没有邪气留滞,不要导引。体表没有邪气侵淫,不要按摩。皮肤不麻木冷痛,不要蒸熏熨烫。肌肉不感寒冷,不要温浴。神志不呆板冷漠,不要用愉悦心意的方法。气不急速上奔,不要用和调舒缓的方法。遵循这些原则就会使病人生存,违背这些原则就会使病人死亡。脉象证候的诊断方法,已经详说在前面各篇。

按:治疗之法用之临床,当与不当,宜与不宜,乃医家所必谙,古今论及于斯者多矣。本论列举十七法,论中肯綮。若得其真谛,操持在握,则运用如神矣。

治疗诸法之当与不当,宜与不宜,后世亦有精究者,如清·心禅(普陀山僧,以医名于世)之《一得集》云:"邪在表者,宜汗;在肌者,宜解;在荣卫者,宜和。"又,"在膈上者,宜吐;在肠胃者,宜下。在脏,则非汤剂所能尽主之矣。如肺病多有用散者,以肺居最高,用药宜轻。心、肝、脾有或宜丹或宜圆者,以其地位深幽,治之宜缓;肾则多虚少实,故或宜于圆或宜于膏。"但此论囿于汗、吐、下、和、解及剂型之运用。可见千载之后所论,仍不若本篇之全面而明晰,不若本篇之条理分明而如纲在握,故本篇堪称古代论中医治法宜忌之名篇矣。

论诊杂病必死候第四十八

提要:本篇论杂病难治之脉候,故题曰论诊杂病必死候。

全文分两段:首述脉候生死之别及诊死候之重要;次则分述杂病必死脉候六十四种。

夫人生氣健壯者,外色光華,内脉平調。五藏六府之氣消耗,則脉無所依,色無所澤,如是者百無一生。雖能飲食行立,而端然不悟,不知死之逼矣,實爲痛也[1]!其大法列之於後。

注:

[1]也:孫本無。據醫統本補。依上下文字義亦當如此。

大凡人的生命之气强健壮盛者,则体表肤色光泽鲜绝,体内血脉平和调适。五脏六腑的真气消耗,会使血脉无所凭依,肤色无所润泽,像这样的情况则百无一生。即使能够饮水进食和行走站立,但竟然不能觉察病情,不知死期已经逼近,确实令人痛惜啊!诊断死候的方法列述各条在后面。

病瞪目引水,心下牢滿,其脉濡而微者死。

患睁大双眼注视,连连饮水,心下坚实胀满的病证,脉来濡而且微的,主死。

145

病[1]吐衄瀉血，其脉浮大牢数者死。

注：
[1]病：孙本作"論"。據瓚本、醫统本、寬保本改。依上下文例亦當如此。

病妄言、身熱、手足冷，其脉細微者死。

病大泄不止，其脉緊大而滑者死。

病頭目痛，其脉澀短者死。

病腹中痛，其脉浮大而長者死。

病腹痛而喘，其脉滑而利，数而緊者死。

病四逆者[1]，其脉浮大而短者死。

注：
[1]四逆：此指四肢厥逆。

病耳無聞，其脉浮大而澀者死。

患吐血、衄血、泻血的病证，脉来浮、大、牢、数的，主死。

患谵言妄语、身热而手足逆冷的病证，脉来细微的，主死。

患大泄不止，脉来紧大而滑的，主死。

患头部连及双眼疼痛的病证，脉来短涩的，主死。

患腹中疼痛的病证，脉来浮大而长的，主死。

患腹部疼痛而且喘促的病证，脉来滑利或数紧的，主死。

患四肢厥逆的病证，脉来浮大而短的，主死。

患双耳突然不能听见声音的病证，脉来浮大而涩的，主死。

病腦痛，其脉緩而大者死。

患脑中疼痛的病证，脉来缓而大的，主死。

左痛右痛，上痛下痛者死[1]。

注：

[1]左痛右痛，上痛下痛者死：《脉經》卷五作"左有病而右痛，右有病而左痛，下有病而上痛，上有病而下痛，此爲逆，逆者死，不可治"。

右侧有病左侧疼痛，左侧有病右侧疼痛，下部有病上部疼痛，上部有病下部疼痛者，主死。

下痛[1]而脉病者死。

注：

[1]下痛：疑爲"不病"之誤。《脉經》卷五作"脉病人不病者死"。可参。

不病，但出现病脉的，主死。

病厥逆，呼之不應，脉絶者死。

患厥逆，呼喊病人得不到回应，又无脉应指的，主死。

病人脉宜大，反小者死。

根据病人的证候应当脉大，反而脉小的，主死。

肥人脉細欲絶者死。

身形肥胖的人，脉来很细如丝将断的，主死。

瘦人脉躁者死。

身形瘦小的人，脉来躁急的，主死。

人脉本滑利，而反澀者死。

肌肤滑泽的人，脉本当滑利，却反而见涩脉的，主死。

147

人脉本長,而反短者死。

身形高大的人当为长脉,却反而见短脉的,主死。

人[1]尺脉上應寸口太遲者死。

注:
[1]人:疑爲"下"字之誤。

下尺脉与上寸口脉相应搏动的时间太迟的,主死。

温病,三四日未汗,脉太疾者死。

患温病,已三四日,未出汗,脉来太急的,主死。

温病,脉細微而往來不快,胸中閉者死。

患温病,脉来细微而又往来不流利,胸中感到闭塞的,主死。

温病,發熱甚,脉反細小[1]者死。

注:
[1]細小:孫本作"小死"。據醫統本改。

患温病,发热重,脉来反小的,主死。

病甚,脉往來不調者死。

病重,脉时来时止、时数时缓即三五不调,主死。

温病,腹中痛、下痢者死。

患温病,见腹中作痛、下痢的,主死。

温病,汗不出,出不至足者死。

患温病,汗不得出,即使出汗也不能出到足部的,主死。

病瘫，腰脊强急、瘈瘲者死。

病心腹胀满、痛不止，脉坚大洪者死。

痢血不止，身热，脉数者死。

病腹满、四逆，脉长者死。

热病七八日，汗当出反不出，脉绝者死。

热病七八日，不汗，躁狂、口舌焦黑，脉反细弱者死。

热病，未汗出，而脉大盛者死。

热病，汗出而脉未尽[1]，往来转大者死。

注：

[1]尽：疑为"静"字之误。《脉经》卷四作"热病已得汗，脉静安者生，脉躁者难治"。可参。

患疟疾，见腰背反张僵直拘急、抽搐的，主死。

患心腹胀满、疼痛不止，脉来坚大而洪的，主死。

患下痢便血不止，发热，脉数的，主死。

患腹满、四肢厥逆的病证，脉长的，主死。

患热病，已七八日，当见汗出反而不出，又无脉应指的，主死。

患热病，已七八日，不出汗，狂躁、口舌焦黑，脉反而细弱的，主死。

患热病，未见汗出，却脉来大盛的，主死。

患热病，虽已出汗但脉仍不平和，脉往来反而转大脉的，主死。

病咳嗽，脉數身瘦者死。

患咳嗽病证，脉数、身瘦的，主死。

暴咳嗽，脉散者死。

突发咳嗽病证，脉散的，主死。

病咳，形肥，脉急甚者死。

患咳病，身形肥胖，但脉来很急的，主死。

病嗽而嘔，便滑不禁，脉弦欲絕者死。

患咳嗽而又呕吐，大便泄泻不止的病证，脉弦欲绝的，主死。

病諸嗽喘，脉沉而浮[1]者死。

患各种咳嗽气喘的病证，脉来沉而涩的，主死。

注：

[1]浮：疑爲"澀"字之誤。

病上氣，脉數者死。

患气逆的病证，脉数的，主死。

病肌熱、形瘦、脱肛、熱不去，脉甚緊急者死。

患肌肉发热、形体消瘦、脱肛、热不消退的病证，脉来很紧很急的，主死。

病腸澼，轉筋，脉極數者死。

患痢疾，小腿转筋，脉来极数的，主死。

病中風、痿疾[1]不仁,脉緊急者死。

注:

[1]疾:瓚本、醫統本作"躄",寬保本作"厥"。可参。

患中风、痿证,肢体麻木不仁,脉来紧而急的,主死。

病上喘氣急,四匝[1]脉澀者死。

注:[1]四匝:四周,此指兩寸口、兩跗陽。又,醫統本作"四肢寒"。義長。匝:zā,音"咂"。

患气逆喘促的病证,两寸口两跗阳脉涩的,主死。

病寒熱、瘈瘲,脉大者死。

患恶寒发热,抽搐的病证,脉大的,主死。

病金瘡,血不止,脉大者死。

患刀枪伤所致的金疮,渗血不止,脉大的,主死。

病墜損內傷,脉小弱者死。

患跌打所致的内伤,脉来小弱的,主死。

病傷寒,身熱甚,脉反小者死。

患伤寒,周身发热重,脉来反小的,主死。

病厥逆,汗出,脉虛而緩者死。

患厥逆,出汗,脉来虚而又缓的,主死。

病洞泄,不下食,脉急者死。

患洞泄不止食物不消化的病证,脉急的,主死。

病腸澼，下白膿者死。

　　患痢疾，泻下白色脓液的，主死。

病腸澼，下膿血，脉懸絶者死。

　　患痢疾，泻下脓血，又脉来似停非停如丝悬挂将断的，主死。

病腸澼，下膿血，身有寒，脉絶者死。

　　患痢疾，泻下脓血，身发寒，脉绝的，主死。

病咳嗽，脉沉堅者死。

　　患咳嗽的病证，脉来沉坚的，主死。

病腸中有積聚，脉虚弱者死。

　　患肠中有积聚的病证，脉来虚弱的，主死。

病水氣，脉微而小者死。

　　患水肿，脉来微而小的，主死。

病水脹如鼓，脉虚小澀者死。

　　患水胀，腹大如鼓，脉来虚小而涩的，主死。

病泄注，脉浮大而滑者死。

　　患泄泻下注，脉来浮大而滑的，主死。

病内外俱虚，卧不得安、身冷、脉細微、嘔而不入食者死。

　　患内外皆虚一类的病证，见睡卧不安、身冷、脉细微、呕吐而又不能进食的，主死。

病冷氣上攻,脉逆而澀者死。

　　患寒气上冲的病证,脉来散乱而且涩的,主死。

卒死,脉堅而細微者死。

　　暴厥猝死,脉来坚而又细微的,主死。

熱病三五日,頭痛、身熱、食如故,脉直而疾者,八日死。

　　患热病,已三五日,见头痛、身热、进食如常,脉来硬而又急的,八日内会死。

久病,脉實者死。

　　还有,患病日久,脉实的,主死。

又虚緩、虚微、虚滑、弦急者死。

　　患病日久,脉来虚缓、虚微、虚滑、弦急的,也主死。

卒病,脉弦而數者死。

　　突然发病,脉来弦而数的,主死。

凡此凶脉,十死十,百死百,不可治也。

　　凡见上列各种主凶的脉象,可以预断十死十,百死百,不可治愈了。

　　按:本篇所论,大部分可见于《脉经·卷五·扁鹊诊诸反逆死脉要诀第五》以及《脉经·卷四·诊百病死生诀第七》《千金要方·卷二十八·扁鹊诊诸反逆脉要诀第十四》。同一决生死法,《脉经》《千金要方》所论均冠以扁鹊,此则托名于华佗,由斯可见,此法必有所自,或可谓作者撰用自古医经而成者,而经扁鹊、华佗传于世焉。

　　本篇所论包括热病(温病),而题曰"诊杂病必死候"者,盖指诸病而言也。

本篇及下篇所论，多就望诊、切脉而决死生，其中大部分确为卓识宏验，但亦有属于以五行生克等学说为依凭而推论者，非可遽言不足征信，然亦不可全凭此而决断死生，尚待今后验证之。

文中之"死"字，含义有二：一为难治，一为不寿，未可概以必死不治视之。

察声色形证决死法第四十九

提要：本篇论述凭患者声音、色泽、形体、气味以辨析、诊断、预后之基本方法，故题曰察声色形证决死法。

全文分两段：首论医者临病决生死必须着意精察；次述诸决死法计五十二条。

凡人五藏六府，榮衞關竅，宜平生氣血順度，循環無終，是爲不病之本。若有缺絶，則禍必來矣。要在臨病之時，存神内想，息氣内觀[1]，心不妄視，著意精察，方能通神明，探幽微，斷死決生，千無一誤。死之證兆，具之於後。

注：

[1]内觀：内視。即"内視返聽"五臟六腑，觀察疾病發生的原因。

黑色起於耳目鼻上，漸入於口者死。

大凡人的五脏六腑，营卫关窍，最需平生气血顺应经脉运行的规律，循环不息，这就是人不受邪致病的根本所在。假若气血在运行中出现亏损或脱失，那么灾祸就必然降临了。识察的关键是在临证之际，要凝聚神志意念内守，调匀气息运神内视，心无杂念目不妄视，着意声色精察形证，这样才能通达神明，探求奥秘，决断生死，万无一失。死亡的证候征兆，具列在后。

病人有黑色自耳目鼻上开始出现，然后渐渐侵入到嘴唇和口腔的，主死。

赤色見於耳目額者，五日死。

病人有赤色出现在耳、目和额部的，主五日内死。

黑白色入口鼻目中者，五日死。

病人有黑色或白色出现在口、目、鼻中的，主五日内死。

黑或如馬肝色，望之如青，近則如黑者死。

病人色黑有时像马的肝脏，远望像靛那样青，近看却又像墨那样黑的，主死。

張口如魚，出氣不反者死。

病人的口张开像鱼的口那样不能闭合，只见呼气不见吸气的，主死。

循摸衣縫者死。

病人循回反复地抚摸衣服边缘缝隙的，主死。

妄語錯亂及不能語者死；熱病即不死。

病人狂言乱语而举止错乱以及不能言语的，主死；属热病所致者主不死。

尸臭不可近者死。

病人身体发出尸臭，使人不便接近的，主死。

面目直視者死。

病人两眼向前呆视不移的，主死。

肩息者，一日死。

病人呼吸时抬高双肩的，主一日内死。

面青人中反者，三日死。

病人面色发青、人中翻转的，主三日内死。

面無光，牙齒黑者死。

病人面无光泽，牙齿枯黑的，主死。

面青目黑者死。

病人面色发青，目中晦黑的，主死。

面白目黑者，十日死。

病人面色发白，目中晦黑的，主十日内死。

面赤眼黄，即時死。

病人面色暗红，目中发黄的，主即时死。

面黑目白者，八[1]日死。

病人面色发黑，目中枯白的，主八日内死。

注：

[1]八：醫統本作"十"。

面青目黄者，五日死。

病人面色发青，目中发黄的，主五日内死。

眉系傾者，七日死。

病人眉、睫、眼都低垂倾倒的，主七日内死。

齒忽黑色者，三十日死。

病人牙齿突然变成黑色的，主三十日内死。

髪直者,十五日死。

　　病人头发丛丛竖起而不柔顺的,主十五日内死。

遗尿不覺者,五六日死。

　　病人遗尿而自己不能觉察的,主五六日内死。

唇口乍乾黑者死。

　　病人唇、口突然干枯、发黑的,主死。

爪甲青黑色死。

　　病人指（趾）甲呈青黑色的,主死。

頭目久痛,卒視不明者死。

　　病人头、目疼痛已久,突然视物不明的,主死。

舌卷卵縮者死。

　　病人舌体卷曲,睾丸挛缩的,主死。

面黑直視者死。

　　病人面色发黑,双目向前凝视的,主死。

面青、目白者死。

　　病人面色发青,目中枯白的,主死。

面黃目白者死。

　　病人面色发黄,目中枯白的,主死。

面目俱白者死。

　　病人颜面、目中均白如枯骨的,主死。

面目青黑者死。

病人颜面、目中均呈青黑色的，主死。

面青、唇黑者死。

病人面色发青、嘴唇发黑的，主死。

髪如麻，喜怒不調者死。

病人头发如同黄麻，时喜时怒不能节制的，主死。

髪眉[1]如衝起者死。

注：

[1]眉：孙本作"肩"，形近致误，据瓒本改。

病人头发、眉毛像冲起一样直竖着的，主死。

面色黑，脅滿不能反側者死。

病人面色发黑，胁下胀满，不能转侧的，主死。

面色蒼黑，卒腫者死。

病人面色苍黑，猝然发肿的，主死。

掌腫無紋，臍腫出，囊莖俱腫者死。

病人手掌发肿，掌纹不显，脐部肿大突出，阴囊、阴茎都肿大的，主死。

手足爪甲肉黑色者死。

病人指甲、趾甲中的肉呈黑色的，主死。

汗出不流者死。

病人汗出黏腻不流的，主死。

唇反人中满者死。

病人嘴唇翻转，人中平满的，主死。

阴阳俱绝[1]，目眶陷者死。

注：

[1]阴阳俱绝：论脉象时，指寸、关、尺均无脉应指。脉搏只见于尺部，称为"阴绝"；只见于寸口，称为"阳绝"。此篇论声色形证而不论脉，所以似指阴阳气俱耗竭的病机。

病人阴阳之气俱绝竭，目眶下陷的，主死。

五藏内外绝[1]，神气不守，其声嘶者死。

注：

[1]五藏内外绝：指五藏真气内尽，外则表现为五藏的声、色、形、证俱绝。

病人五脏之气绝竭于内，五脏色脉绝竭于外，精神不能保持，言语声音嘶哑的，主死。

阳绝阴结[1]，精神恍惚，撮空裂衣者死。

注：

[1]阳绝阴结：《伤寒论·平脉法》中论脉象时，阳绝，指脉动仅见寸口而不见于关、尺的脉象。阴结，指脉来累累，如循长竿的脉象，此篇论声色形证而不论脉，所以似指阳气绝竭、阴气枯结的病机。

病人阳气绝竭阴气枯结，精神恍惚，摸撮空处，扯开衣服的，主死。

阴阳俱闭[1]，失音者死。

注：

[1]阴阳俱闭：闭证见神志昏迷、牙关紧闭、痰涎壅塞、两手握拳。兼有热象的，称为"阳闭"；兼有寒象的，称为"阴闭"。

病人阴阳俱闭，语声不能发出的，主死。

榮衛耗散，面目浮腫者死。

病人營血衛氣耗散，見面目浮腫的，主死。

心絕於腎[1]，肩息，回眄[2]目直者，一日死。

注：

[1]於腎：疑衍。

[2]回眄：眄：miǎn，音"勉"。黑睛向上反視。

病人心絕，見呼吸时抬肩，黑睛向上反视或双目向前凝视的，主一日内死。

肺絕則氣去不反，口如魚口者，三日死。

病人肺绝可见气出不返，张开口如鱼口那样不能闭合的，主三日内死。

骨絕，腰脊痛，腎中重，不可反側，足膝後平者，五日死。

病人骨绝，可见腰背作痛，自感腰部中沉重，不可转侧，足膝的后部平满的，主五日内死。

腎絕，大[1]便赤澀，下血，耳乾，脚浮，舌腫者，六日死。又曰，足腫者九日死。

注：

[1]大：疑爲"小"字之誤。

病人肾绝，见小便赤涩，大便下血，耳轮干枯，足部浮肿，舌体肿胀的，主六日内死。又有一说，足部肿大的，主九日内死。

脾絕，口冷，足腫，脹泄不覺者，十二日死。

病人脾绝，见口冷，足肿，腹胀，泄泻而自己不能觉察的，主十二日内死。

筋絕，魂驚，虛恐，手足爪甲青，呼罵不休者，八九日死。

病人筋绝，见神情惊惧，无缘由地自感恐慌，手足爪甲发青，呼喊咒骂不止的，主八九日内死。

肝绝，汗出如水，恐懼不安，伏卧，目直面青者，八日死。又曰，即時死。

病人肝绝，见汗出如水淌，恐惧不安，俯卧，双目发呆，面色发青的，主八日内死。又有一说，主即时死。

胃绝，齒落，面黄者，七日死。又曰，十日死。

病人胃绝，见牙齿脱落，面色发黄，主七日内死。又有一说，主十日内死。

凡此，察聽之，更須詳酌者矣。

所有这些，都要察听形证脉候，更须详细辨析啊。

按：本篇所论亦见诸《脉经》及《千金要方》，后世《儒门事亲》亦称引之，文字虽有微殊，其旨实无大异。有诸内必形诸外，故见外可以知内，察声色形证以决死生，永不失为医者必知之法。

中藏经卷下

赐进士及第授通奉大夫署山东布政使督粮道孙星衍校

疗诸病药方六十道[1]

万 应 圆

甘遂三两　芫花三[2]两　大戟三[3]两　大黄三两[4]　三棱三两　巴豆二两,和皮[5]　乾漆二两,炒　蓬尤[6]二两　當歸五[7]两　桑皮二两　硼[8]砂三两　澤瀉八[9]两　山栀仁二两　檳榔一[10]两　木通一两　雷丸一两　訶子一两　黑牵牛五[11]两　五靈脂五两　皂角七定,去皮弦

甘遂三两　芫花三两　大戟三两　大黄三两　三棱三两　巴豆二两,和皮　干漆二两,炒　蓬术二两　当归五两　桑皮二两　硼砂三两　泽泻八两　山栀仁二两　檳榔一两　木通一两　雷丸一两　诃子一两　黑牵牛五两　五灵脂五两　皂角七枚,去皮弦

注：

[1]療諸病藥方六十道：自"治白丁憎寒、喘急、昏冒方"至"治青丁方"的八道方原在中卷四十論,孫本移至下卷末,所以藥方實數爲六十八道。

[2]三：趙本作"二"。

[3]三：趙本、醫統本作"二"。

[4]兩：醫統本、寬保本此下有"煨"字。

[5]和皮：醫統本作"去皮"。義長。

[6]蓬尤：孫本作"蓬木","木"字乃形近致誤,據趙本改。又,醫統本、寬保本作"蓬莪茂"。

[7]五：趙本作"三"。

[8]硼：趙本作"硼";寬保本作"硇"。

[9]八:趙本、醫統本作"二"。

[10]一:趙本作"二"。

[11]五:趙本作"三"。

右件二十味,剉碎,洗净。入米醋二斗[1],浸三日。入銀[2]器或石[3]器内慢火熬,令醋盡。焙乾焦,再炒爲黄色,存性。入後藥:

注:

[1]斗:醫統本、寬保本作"升"。

[2]銀:趙本作"金"。

[3]石:趙本作"銀"。

木香一兩　丁香一兩　肉桂一兩,去皮　肉豆蔻[1]一兩　白朮一[2]兩　黄芪一[3]兩　没藥一兩　附子一兩,炮,去皮臍[4]　茯苓[5]一兩　赤芍藥一[6]兩　川芎二兩　牡丹皮二[7]兩　白牽牛二兩　乾薑二兩　陳皮二兩　芸薹二兩,炒　地黄[8]三兩　鱉甲三兩,醋炙　青皮三兩　南星二兩,漿水煮軟,切,焙

注:

[1]蔻:孫本無,據醫統本、寬保本補。

[2]一:趙本作"二"。

[3]一:趙本作"四"。

[4]皮臍:趙本此下有"人參三兩"。

[5]茯苓:醫統本、寬保本作"赤茯苓"。

[6]一:趙本作"二"。

[7]二:趙本作"一"。

[8]地黄:醫統本,寬保本作"熟地黄酒浸一宿"。

以上件二十味,锉碎,洗净。入米醋二升,浸三日。入银器或石器内慢火熬,熬至醋尽。再焙至干焦,再炒为黄色,存性。加入以下药物:

木香一兩　丁香一兩　肉桂一兩,去皮　肉豆蔻一兩　白术一兩　黄芪一兩　没药一兩　附子一兩,炮,去皮脐　茯苓一兩　赤芍药一兩　川芎二兩　牡丹皮二兩　白牵牛二兩　干姜二兩　陈皮二兩　芸薹二兩,炒　地黄三兩　鳖甲三兩,醋炙　青皮三兩　南星二兩,浆水煮软,切,焙

右二十味，通前共四十味，同杵，羅爲末，醋煮，麵糊爲圓如綠豆大。用度謹具如左。合時須在一淨室中，先嚴潔齋心，滌慮焚香，精誠懇諸方聖者以助藥力，尤效速也。

以上二十味，合前述共四十味，同杵，篩爲末，醋煮，面糊爲丸如綠豆大。用法谨具如下。调配药物时必须在一清洁宁静的房间里，首先严格要求自己诚心斋戒排除一切杂念，焚香，精诚心恳求诸方圣者以助药力，这样就更能取得速效。

按：这是古人的做法，以迷信的方式要求调配药物时做到专心、清洁。

結胸[1]傷寒，用油漿水下七圓，當逐下惡物。如人行二十里，未動再服[2]。多年積結，殗食[3]，癥塊，臨臥水下三圓至五圓。每夜服之，病即止。如記得因傷物作積，即隨所傷物下七圓。小兒、妊婦、老人勿服。

注：

[1]結胸：病證名。現首見於《傷寒論·太陽病篇》。證見邪氣結於胸中，即胃脘部位心下痛，按之硬滿。

[2]再服：孫本原作小字注文，據文義改排爲正文。

[3]殗食：停留積聚已久的食物。殗，yè，音"頁"。

結胸伤寒病，用油浆水送下七丸，自当有恶秽之物从大便排出。如果服后约在步行二十里的时间内还未见动静，就再服一次。如有多年积结，或停聚已久的食物、肿块，临卧时开水送服三至五丸。坚持每夜服药，病就能治愈。如因外伤引起积聚等病，记得致伤的物件，就用致伤物件或相同性质的物品煎水送服七丸。小儿、妊妇、老人勿服。

水氣，通身腫黃者，茯苓湯下五圓，日二服。水消爲度。如要消酒、進食，生薑湯下一圓。

水气病，全身浮肿发黄，用茯苓煎汤送服五丸，每日二次。消肿为度。如要醒酒、进食，生姜汤送服一丸。

食後腹中一切痛，醋湯下七圓。

食后腹中一切痛,用醋汤送服七丸。

膈氣噎病[1]，丁香湯下三圓。夜一服。

注：

[1]膈氣噎病：病證名。現首見於本篇。即膈噎，又稱噎膈。證見飲食吞咽受阻，或食入即吐。

膈气噎病,用丁香汤送服三丸。每夜服一次。

因傷成[1]勞，鱉甲湯下七[2]圓。日三服。漸安，減服。

注：

[1]成：孫本作"盛"。據趙本改。

[2]七：趙本作"一"。

因伤成劳,用鳖甲煎汤送服七丸。每日服三次,病情缓解后,减服。

小腸痃癖[1]氣，茴香湯下三圓。

注：

[1]痃癖：古病名。現首出於本篇，又見於《外臺秘要》卷十三。泛指臍腹部及脅肋下的積塊。痃，xuán，音"玄"。

小肠痃癖气,用茴香汤送服三圆。

大小便不通，蜜湯下五圓。未通，加至七圓。

大小便不通,用蜜汤送服五丸。未通,加至七丸。

九種心痛[1]，茱萸湯下五圓。立止。

注：

[1]九種心痛：現首見於《金匱要略·胸痹心痛短氣病脉證治》。但後世有多種概括，如《千金要方》指蟲心痛、注心痛、風心痛、悸心痛、食心痛、飲心痛、冷心痛、熱心痛、來去心痛。

九种心痛,用茱萸汤送服五丸。立止。

尸疰走痛[1]，木瓜湯下三圓。

注：

[1]尸疰：病名。參見第二十論第一段注[1]。

尸疰走痛，用木瓜汤送服三丸。

脚氣，石楠湯下五圓。每日食前服。

脚气，用石楠汤送服五丸。每日食前服。

卒死[1]氣未絕，小便化七圓，灌之立活。

注：

[1]卒死：突然死亡，又稱暴死。

猝死气未绝，用童便化开七丸，灌服就可即时救活。

產後血不行，當歸酒下三圓。

产后血不行，用当归酒送服三丸。

血暈[1]、血迷、血蠱[2]、血痢[3]、血脹、血刺、血塊、血積[4]、血癥[5]、血瘕[6]，并用當歸酒下二圓。逐日服。

注：

[1]血暈：病名。現首見於本篇。即产后眩暈。

[2]血蠱：病名。現首見於本篇。又見於《石室秘録·内傷門》，稱血臌。證見腹部膨隆，青筋曲張，大便色黑，或見吐衄。

[3]血痢：病名。現首見於本篇。又見於《諸病源候論·痢病諸候》。證見痢下夾血或下純血，又稱赤痢。

[4]血積：病名。現首見於本篇。又見《儒門事親·五積六聚》。證見脘腹或脅下有塊不移，時常疼痛，面色暗黑，腹部青筋顯露，

血晕、血迷、血蛊、血痢、血胀、血刺、血块、血积、血癥、血瘕，都用当归酒送服二丸。逐日服。

孙光荣释译中藏经

166

大便呈黑色。

［5］血癥：古病名。現首見於本篇。又見
《雜病源流犀燭·積聚癥瘕痃癖痞源流》。證
見腹部可觸及腫塊，固着不移，質硬、疼痛。

［6］血瘕：古病名。現首見《素問·陰陽
類論》。證見婦女腹生腫塊，時聚時散，時痛
時緩。

難産[1]、橫倒[2]，榆白皮湯下
二圓。

注：

［1］難産：病名。現首見於本篇。又見於
《肘後方》。指胎兒娩出發生困難，是各種异
産的總稱。

［2］橫倒：橫生倒産的合稱。現首見於本
篇。又見於《諸病源候論》。證見分娩時嬰兒
手先下，即橫生；或兒臀或兒足先下，即倒産。

胞衣不下，燒秤錘通紅，以酒
淬之，帶熱下二圓。惟孕婦患不
可服，産急難，方可服之。

脾瀉血痢，乾薑湯下一圓。

赤白痢[1]，甘草乾薑湯下
一圓。

注：

［1］赤白痢：病名。現首見於本篇。又見
於《諸病源候論·痢病諸候》。證見下痢黏凍
膿血，赤白相雜。

难产、横生倒产，榆白皮汤送
服二丸。

胎衣不下，将秤锤烧红，再用
酒淬，用淬后的热酒送服二丸。
只是孕妇不可服，要到难产时，方
可服用。

脾泻血痢，用干姜汤送服
一丸。

赤白痢，用甘草干姜汤送服
一丸。

赤痢，甘草湯下一圓。

赤痢，用甘草汤送服一丸。

白痢[1]，乾薑湯下一圓。

注：

[1]白痢:病名。現首見於本篇。又見《宣明論方·痢門》。證見痢下白色黏凍或膿液。

白痢，用干姜汤送服一丸。

胃冷吐逆，并反胃吐食，丁香湯下二圓。

胃冷吐逆，并见反胃吐食，用丁香汤送服二丸。

卒心腹痛不可忍者，熱醋鹽湯下三圓。

突然心腹痛不可忍受的，用热醋盐汤送服三丸。

如常，服一圓。臨臥，茶清下。

平时，服一丸，临卧用清茶送服。

五爛[1]疾，牛乳下一圓。每日二服。

注：

[1]爛:趙本作"癇"。疑是。

五痫疾，用牛乳送服一丸。每日服二次。

如發瘧時，童子小便、酒下十圓。化開灌之，吐利即愈。其效如神。

当疟疾发作时，用童便、酒送服十丸。化开，灌服，病人服后呕吐、泄泻即可转愈。疗效极佳。

疗万病六神丹

雄黃一兩,研　礬石一兩,燒　巴豆一兩,去皮　附子一兩,炮　藜蘆三兩　朱砂二兩[1],一兩別研,一兩爲衣[2]

雄黄一两,研　矾石一两,烧　巴豆一两,去皮　附子一两,炮　藜芦三两　朱砂二两,一两别研,一两为衣

注：

[1]兩：趙本作"斤"。

[2]一兩別研，一兩爲衣：趙本作"以砂鋪器底，將藥隔開，微火炙之，三日配藥，爲末，帶黃即換"。

右爲末，煉蜜爲圓如小豆大，一等作黍米大。男子百疾，以飲服二圓。小兒量度與小者服。得利即差。

以上各药研细为末，炼蜜为丸如小豆大，一等做成黍米大。男子诸种疾病，用米汤送服两丸。小儿量度给予小量服用。服后轻泻即可转愈。

安　息　香　圆

治傳尸、肺痿、骨蒸[1]、鬼疰、卒心腹疼、霍亂[2]、吐瀉、時氣[3]、瘴瘧[4]、五利、血閉、痃癖、丁腫、驚邪諸疾。

主治传尸、肺痿、骨蒸、鬼疰、卒心腹疼、霍乱、吐泻、时气、瘴疟、五痢、血闭、痃癖、疗肿、惊邪诸疾。

注：

[1]骨蒸：病證名。現首見於本篇。又見於《諸病源候論·虛勞骨蒸候》，證見自感內如蒸，潮熱而無力。

[2]霍亂：病名。現首見於《靈樞·五亂》。證見突然起病，大吐大瀉，煩悶不舒。

[3]時氣：病名。現首見於本篇。又見於《肘後方》，稱"天行"；又見於《瘟疫論》，稱時行"戾氣"。泛指季節流行病。

[4]瘴瘧：古病名。現首見於本篇。又見於《肘後方》。指因受山嵐瘴毒而發的危重瘧疾，證見瘧發時神志昏迷，狂言亂語，或聲音嘶啞。

安息香　木香　麝香　犀角[1]
沉香　丁香　檀香　香附子　訶
子　朱砂　白朮　蓽撥以上各一兩
乳香　龍腦　蘇合香以上各半兩

注：

[1]犀角：現臨床以水牛角代。

右爲末，煉蜜成劑，杵一千
下，圓如桐子大。新汲水化下四
圓，老幼皆一圓。以絳囊子盛一
圓，彈子大，懸衣，辟邪毒魍魎甚
妙。合時，忌鷄、犬、婦人見之。

安息香　木香　麝香　犀角
沉香　丁香　檀香　香附子　诃
子　朱砂　白术　荜拨以上各一两
乳香　龙脑　苏合香以上各半两

以上各药研细为末，炼蜜调
和成团，杵一千下，丸如梧桐子
大。用新汲泉水化开，成人每次
服四丸，老人和幼儿每次服一丸。
平时，可用深红色的丝织囊袋装
一丸，如弹子大，悬挂在衣服上，
可用来辟秽气、辟鬼祟。调配药
物时，忌鸡、犬、妇人看见。

明　目　丹

治傳尸勞。

主治传尸劳。

雄黄半兩　　兔糞二兩　　輕粉一
兩[1]　木香半兩　　天靈蓋一兩，炙　鱉
甲一個，大者去裙襴[2]，醋炙焦黄

注：

[1]兩：醫統本、寬保本作"分"。

[2]襴：孫本作"爛"，形近之誤，據趙
本改。

雄黄半兩　　兔粪二两　　轻粉一两
木香半兩　　天灵盖一两，炙　　鳖甲一个，
大者去裙襴，醋炙焦黄

右爲末。醇酒一大升，大黄一[1]兩，熬膏，入前藥末，爲圓如彈子大，朱砂爲衣。如是傳尸勞，肌瘦面黄，嘔吐血，咳嗽不定者是也。先燒安息香，令烟起，吸之不嗽者，非傳尸也，不可用此藥。若吸烟入口，咳嗽不能禁止者，乃傳尸也，宜用此藥。五更初，勿令人知，以童子小便與醇酒共一盞，化一圓服之。如人行二十里，上[2]吐出蟲，其狀若燈芯而細，長及寸，或如爛李，又如蝦蟆，狀各不同。如未效，次日再服，以應爲度。仍須初得，血氣未盡、精神未亂者可用之。

注：

[1]一：醫統本、寬保本作"半"。

[2]上：醫統本、寬保本作"當"。義長。

以上各药研为细末。用醇酒一大升，大黄一两，熬膏，再加入上述药末为丸，如弹子大，外裹朱砂。所谓传尸劳，就是肌瘦面黄，呕吐血，咳嗽不止的病人。先烧安息香，出烟后，让患者吸，如果吸入安息香烟不咳嗽的，就不是患传尸劳，也就不能用此药。如吸烟入口，咳嗽不止的，就是患传尸劳，宜用此药。黎明前，莫让人知晓，用童便与醇酒共一盏，化开一丸吞服。大约步行二十里的时间内，就当吐出一种虫，它的形状就像灯芯而且更细，只有一寸左右长，或如腐烂的李子，或如虾蟆，形状各有不同。如果未见效，次日再服，以吐出劳虫为度。此药还必须在初患此病，血气未伤、精神未乱的时候才能服用。

地　黄　煎

解勞，生肌肉，進食，活血養氣[1]。

注：

[1]氣：醫統本、寬保本作"心"。義長。

解除疲劳，滋生肌肉，促进饮食，活血养气。

生地黄汁五升　生杏仁[1]汁一升[2]　薄荷汁一升[3]　生藕汁一升[4]　鹅梨汁一升　法酒二升　白蜜四两　生薑汁一升[5]

注：

[1]杏仁：赵本作"人参"。可参。

[2][3][4][5]一升：医统本、宽保本作"五升"。

生地黄汁五升　生杏仁汁一升　薄荷汁一升　生藕汁一升　鹅梨汁一升　法酒二升　白蜜四两　生姜汁一升

已上，同於银石器中慢火熬成膏，却入後药：

以上各药，同入银器或石器内，慢火熬成膏，再加入后药：

柴胡四[1]两，去蘆，焙　木香四[2]两　人参[3]二[4]两　白茯苓二[5]两　山藥二[6]两　柏子仁二[7]两　遠志二[8]两，去心　白术二[9]两　桔梗二[10]两　枳實[11]二两，麸炒　秦艽三[12]两，去蘆　麝香二錢[13]，另研　熟地黄四两

注：

[1]四：医统本、宽保本作"三"。

[2]四：赵本作"三"，医统本、宽保本作"二"。

[3]人参：赵本作"沙参"。

[4]二：医统本、宽保本作"一"。

[5]二：医统本、宽保本作"一"。

[6]二：医统本、宽保本作"四"。

[7][8][9][10]二：医统本、宽保本作"一"。

[11]枳實：医统本、宽保本作"枳殻"。

[12]三：医统本、宽保本作"二"。

[13]二錢：医统本、宽保本作"半两"。

柴胡四两，去芦，焙　木香四两　人参二两　白茯苓二两　山药二两　柏子仁二两　远志二两，去心　白术二两　桔梗二两　枳实二两，麸炒　秦艽三两，去芦　麝香二钱，另研　熟地黄四两

孙光荣释译中藏经

右末，入前藥膏中和，再入臼中，杵二三千下，圓如桐子大。每服食藥，用甘草湯下二十圓，食後，日三服。安，即住服。

以上各药研为细末，加入前药膏中调和，再入白中，杵二三千次，丸如梧桐子大。每次服药，用甘草汤送服二十丸，饭后服，每日服三次。病情转安，即停服。

起蒸中央汤

黄連五兩

黄连五两

右吹咀[1]，以醇酒二斗，同熬成膏。每夜以好酒化下彈子大一圓，汗出爲度。仍服補藥麝臍圓。

注：

[1]吹咀：fǔ jǔ，音“斧舉”，咬碎或切碎藥物之法。

上药咬碎或切碎，加入醇酒二斗，同熬成膏。每夜用好酒化开，送服弹子大一丸，以出汗为度。再服补药麝脐丸。

按：黄连分量疑有误，应适当增加。

补药麝脐圆

麝臍[1]一枚，燒灰　地黃洗　地骨皮　山藥　柴胡各一兩　白尤二兩[2]　活鱉一個，重二斤者佳

注：

[1]麝臍：即麝香殼。是麝香取出以後剩下的臍部脂肪所結的外殼。又，“臍”字原脫，據方名補。

[2]二兩：孫本脫，據趙本補。

麝脐一枚，烧灰　地黄洗　地骨皮　山药　柴胡各一两　白术二两　活鳖一个，重二斤左右者佳

右將鱉入醇酒一方[1]，煮令爛熟，研細；入汁，再熬膏；入末，圓如桐子大。酒服二十圓，日二，夜一。蒸，謂骨蒸也。氣血相摶，久而瘦弱，遂成勞傷，肉消、毛落、妄[2]血、喘咳者，是也。宜以前法[3]治之。

注：

[1]方：疑爲"升"字之誤。

[2]妄：疑爲"亡"字之誤。

[3]前法：指先服"起蒸中央湯"，再服"補藥麝臍圓"。

首先將鱉入醇酒一方中，煮至烂熟，研碎；加入汁，熬成膏；再将上药研细为末，加入膏中调匀，丸如梧桐子大。每次用酒送服二十丸，日服二次，夜服一次。主治"蒸"，即所谓骨蒸。凡是气血相抟，日久瘦弱，就成劳伤，症见肌肉消瘦、毛发脱落、亡血失血、喘息咳嗽，即是骨蒸。宜用上述方剂治疗。

太上延年万胜追魂散[1]

人参去蘆[2]　柴胡去苗[3]　杏仁去皮尖[4]　天靈蓋炙,各一兩　蜀椒一分[5]　桃柳心一小握

注：

[1]追魂散：寬保本此下有"治勞瘦垂死方"六字。

[2]去蘆：趙本此下有"四兩"二字。

[3]去苗：趙本此下有"二兩"二字。

[4]去皮尖：趙本此下有"二兩"二字。

[5]一分：趙本此下有"二分"二字。寬保本此下有"去目微炒出汗"'六字。

人参去芦　柴胡去苗　杏仁去皮尖　天灵盖炙,各一两　蜀椒一分　桃柳心一小握

右爲末，童子小便一升，末一兩，坩瓶[1]中煎，令熟。空心，日午各進一服，經五日效。

以上各药研为细末，用童便一升，上述药末一两，放在陶瓶中煎熟。每日早晨、中午空腹时各

注：

[1]埍瓶：陶制的瓶罐。埍，jì，音"寄"。

服一次，五日后见效。

醉　仙　丹

主偏枯不遂，皮膚不仁。

　　主治半身不遂，皮肤麻木不仁。

麻黃一升[1]，去節，水煮，去沫。焙乾，作末
南星七個，大者[2]　大[3]附子三個，黑者[4]
地龍七條，去土

注：

[1]升：趙本作"斤"；醫統本作"兩"。

[2]大者：醫統本、寬保本作"炮去皮"。

[3]大：醫統本、寬保本作"黑"。

[4]黑者：醫統本、寬保本作"去皮"。

麻黄一升，去节，水煮.去沫，焙干，作末　南星七个，大者　大附子三个，黑者　地龙七条，去土

右除麻黃外，先末之。次將
麻黃末，用醇酒一方[1]熬成膏，入
末[2]，圓如彈子大。每服[3]食後，
臨睡，酒化一圓，汗出爲度。偏枯
不遂，皮膚不仁者[4]，皆由五藏氣
虛，風寒暑濕之邪蓄積於中，久而
不散，乃成疾焉。以前法主之。

注：

[1]方：醫統本、寬保本作"升"。疑是。

[2]入末：醫統本、寬保本作"入前末"。義長。

[3]服：醫統本、寬保本作"日"。

[4]者：孫本無。據醫統本、寬保本補。

　　以上各药除麻黄外，先研为细末。再将麻黄末用醇酒一升熬成膏，再加入各药末，丸如弹子大。每次饭后，临睡前，用酒化开一丸吞服，以出汗为度。凡是半身不遂，皮肤不仁，都是由于五脏气虚，风寒暑湿之邪气蓄积于中，久而不散，就形成这种疾患。可用上药为主治疗。

175

灵 乌 丹

治一切冷疾、疼痛、麻痹、風氣。

川烏一斤。河水浸七日，換水浸。去皮尖，切片，乾之　牛膝二兩。酒浸，焙　何首烏四兩。制如川烏法

右爲末，煉蜜圓如桐子大，朱砂爲衣。空心，酒下七圓，漸加至十圓，病已即止。

治一切冷疾、疼痛、麻痹、风气。

川乌一斤。河水浸七日，换水浸。去皮尖，切片，晾干　牛膝二兩。酒浸，焙　何首乌四兩。制如川乌法

以上各药研为细末，炼蜜丸如梧桐子大，朱砂为衣。空腹，首次用酒送服七丸，渐加至每次十丸，病愈即停服。

扁鹊玉壶丹[1]

駐顏補暖，祛萬痛[2]。

注：
[1]扁鹊玉壺丹：本方趙本組成大异，爲：硫磺一斤；桑皮灰三石五斗，淋汁煮七次，汁盡爲度；人參一斤，去蘆，煎汁，製黃，候黃如粉白，再入參汁；朱砂五斤，碾細，入鼇内，上鋪紙，下以微火炙之。候熱，將黃和水，不乾不濕，滴紙上，半煮，香，即白如粉。將參汁煮黃，以汁盡爲度，曬乾爲末。
[2]痛：疑爲"病"字之誤。

駐顏补暖，主治各种痛证。

硫黃一斤，以桑灰淋濃汁五斗，煮硫黃令伏，以火煅之，研如粉。掘一地坑子，深二寸許，投水

硫黃一斤，以桑灰淋浓汁五斗，煮硫黄使之沉淀，再用火煅烧，然后研成细粉。掘一个地坑，深

孙光荣释译中藏经

在裹，候水清，取調硫黃末，稀稠得所。磁器中煎乾。用鳖一個，上敷以砂，砂上鋪紙，鳖下以火煅熱，即取硫黄滴其上，自然色如玉矣。

二寸左右，放水在坑中，待水澄清，取此水调硫黄末，调得稀稠适度。放在瓷器中煎干。用鳖一个，在鳖上铺一层细砂，砂上再铺纸，鳖下用火煅热，再取硫黄滴在鳖上即成，颜色自然像玉那样晶莹洁白。

右以新炊飲爲圓，如麻子大。空心、食前，酒下十圓。

制成的药用新炊饮作丸，如麻子大。空腹、饭前，用酒送服十丸。

葛玄真人百补构[1]精圆

熟地黄四兩[2]　山藥二兩　五味子六兩　蓯蓉三[3]兩，酒浸一宿　牛膝二[4]兩，酒浸[5]　山茱萸一兩　澤瀉一兩　茯苓一[6]兩，去皮　遠志一兩，去心　巴戟天一兩，去心　赤石脂一兩　石膏一兩[7]　柏子仁一兩[8]，炒　杜仲三兩，去皮，剉碎，慢火炒，令絲斷

注：

[1]構：孫本原作"高宗廟諱"。今恢復本字。

[2]兩：醫統本、寬保本此下有"酒浸一宿切焙乾秤"八字。

[3]三：醫統本、寬保本作"二"。

[4]二：趙本作"三"。

[5]酒浸：醫統本、寬保本作"去蘆剉寸酒浸一宿焙乾"。

[6]一：趙本作"二"。

[7]兩：醫統本、寬保本此下有"火燒令赤出火毒"七字。

[8]兩：醫統本、寬保本此下有"微炒另研"。

熟地黄四两　山药二两　五味子六两　苁蓉三两，酒浸一宿　牛膝二两，酒浸　山茱萸一两　泽泻一两　茯苓一两，去皮　远志一两，去心　巴戟天一两，去心　赤石脂一两　石膏一两　柏子仁一两，炒　杜仲三两，去皮，剉碎，慢火炒，令丝断

右爲末,煉蜜圓如桐子大。空心,温酒下二十圓。男子婦人皆可服。

以上各药研为细末,炼蜜丸如桐子大。空腹,用温酒送服二十丸。男子妇人皆可服。

涩精金锁丹

韭子一升,酒浸三宿,濾出焙乾,杵爲末[1]

注:
[1]末:趙本此下有"料豆半斗酒浸"。

韭子一升,酒浸三宿,滤出焙干,杵为末

右用酒糊爲圓,如桐子大,朱砂爲衣。空心,酒下二十圓。

以上各药用酒糊为丸,如梧桐子大,朱砂为衣。空腹,用酒送服二十丸。

疗百疾延寿酒[1]

黄精四斤　天門冬三斤　松葉六斤　蒼朮四斤　枸杞子五升[2]

注:
[1]療百疾延壽酒:趙本此方組成大異,爲"枸杞四斤,天門冬三斤,松葉六斤"。可參。
[2]升:醫統本、寬保本作"斤"。

黄精四斤　天门冬三斤　松叶六斤　苍术四斤　枸杞子五升

右以水三碩[1],煮一日,取汁,如釀法成[2]。空心,任意飲之。

以上各药用水三硕,煮一日,取汁,用酿酒的方法制成。空腹,任意饮服。

注：

[1]硕：shí,音"时",借作"石",dàn,音"淡",古代十斗为一石。

[2]如酿法成：像酒那样制成。

交 藤 圆

駐顏長算，祛百疾。

駐顏長壽，祛除各種疾病。

交藤根—斤,紫色者。河水浸七日,竹刀刮去皮,曬乾[1] 茯苓五兩 牛膝二兩[2]

注：

[1]交藤根……曬乾：醫統本、寬保本作"何首烏即交藤根也,用一斤赤白者"。

[2]牛膝二兩：趙本無。

交藤根—斤,紫色者。河水浸七日,竹刀刮去皮,晒干 茯苓五兩 牛膝二兩

右爲末，煉蜜，搜成劑，杵一萬下，圓如桐子大，紙袋盛之。酒下三十圓，空心服。久服延壽。忌[1]豬羊肉[2]。

注：

[1]忌：醫統本、寬保本此下有"食"字，疑是。

[2]肉：醫統本、寬保本作"血"。

以上各药研为细末，炼蜜，调和成团剂，杵一万次，丸如梧桐子大，纸袋装以备用。每次用酒送服三十丸，空腹服。久服延寿。忌猪羊肉。

天 仙 圓

補男子婦人虛乏。

天仙子 五靈脂各五兩

补男子妇人虚乏。

天仙子 五灵脂各五兩

右炒，令焦黑色，杵末，以酒糊爲圓如緑豆大。食前，酒服十五圓。

以上各药炒成焦黑色，捣为末，用酒糊为丸如绿豆大。食前，用酒服十五丸。

按： 此方疑有误。天仙子有大毒，药性苦温，无补虚作用，不可用。

左慈真人陆本无此上四字，作善养 千金地黄煎

生地黄一秤，取汁，於石器中熬成膏，入熟乾地黄末，看硬軟劑，杵千下[1]

注：

[1]於石器……杵千下：醫統本、寬保本作"熬入熟地黄末，酒圓，下二十圓"。

右圓如桐子大，每服二十圓，空心服。久服斷欲，神仙不死。

生地黄一秤，取汁，放石器中熬成膏，再加熟干地黄末，加入的量以调合成软硬适中的团块为度，杵一千次

以上各药为丸如梧桐子大，每次服二十丸，空腹服。久服可以断绝欲念，使人长寿。

取 积 聚 方

輕粉　粉霜　朱砂各半兩　巴豆霜二錢半[1]

注：

[1]巴豆霜二錢半：趙本無。

右同研匀，煉蜜作劑，旋圓如麻子大。生薑湯下三圓。量虚實加減[1]。

注：

[1]加減：趙本此下有"服之"二字。

轻粉　粉霜　朱砂各半两　巴豆霜二钱半

以上各药同研均匀，炼蜜作剂，为丸如麻子大。每次用生姜汤送服三丸。可视病人体质强弱加减。

治癥瘕方

大黄_{濕紙裹,煨}　三棱_{濕紙裹,煨熱,剉} 硼[1]砂_研　乾漆_{炒,令烟盡}　巴豆_{去皮,}_{出油}

注:

[1]硼:醫統本、寬保本作"硇"。

以上各一兩,爲末,醋一方[1],熬成膏,入後藥:

注:

[1]方:醫統本、寬保本作"升"。

木香　丁香　枳實[1]_{麩炒,去穰}[2]　桂心各一兩[3]

注:

[1]枳實:醫統本、寬保本作"枳殻"。

[2]麩炒,去穰:醫統本、寬保本作"去穰,切,鹽炒黄"。

[3]一兩:醫統本、寬保本作"一兩半"。

右爲末,入前項膏子,和成劑,杵千下,爲圓如绿豆大。飲服三五圓,食後服[1]。

注:

[1]飲服……服:寬保本作"米湯下三圓"。

大黄_{湿纸裹,煨}　三棱_{湿纸裹,煨热,锉} 硼砂_研　干漆_{炒,至烟尽}　巴豆_{去皮,}_{出油}

以上各药各一两,研为细末,放入醋一升中,熬成膏,再加入下药:

木香　丁香　枳实_{麸炒,去穰} 桂心_{各一两}

以上各药研为细末,加入前面的药膏中,调合成团,杵一千次,为丸如绿豆大。每次服三五丸,饭后服。

通气阿魏圆

治諸氣不通,胸背痛,結塞悶亂者,悉主之。

阿魏_{二兩} 沉香_{一兩} 桂心_{半兩}
牽牛末_{二[1]兩}

注:

[1]二:趙本作"一"。

右先用醇酒一升,熬阿魏成膏,入藥末爲圓櫻桃大,朱砂爲衣。酒化一圓[1]。

注:

[1]酒化一圓:寬保本作"一圓,酒化下,諸氣不通,胸背痛結,悶亂宜"。

主治诸气不通,胸背痛,结塞闷乱等病证。

阿魏_{二兩} 沉香_{一兩} 桂心_{半兩}
牽牛末_{二兩}

以上各药先用醇酒一升,将阿魏熬成膏,再加入其他药末为丸樱桃大,朱砂为衣。每次用酒化开一丸服。

治尸厥卒痛方

尸厥者,謂忽如醉狀,肢厥而不省人事也。卒痛者,謂心腹之間,或左右脅下,痛不可忍,俗謂鬼箭者是。

雄黄_{二兩,研} 朱砂_{二兩,研}

右二味,再同研匀,用大蒜一頭,濕紙裹,煨,去紙,杵爲圓櫻桃大。每服一圓,熱酒化下。

所谓尸厥,就是突然如醉酒状,四肢厥逆而不省人事。所谓卒痛,就是谓心腹之间,或左右胁下,疼痛不可忍,俗称为中"鬼箭"。

雄黄_{二兩,研} 朱砂_{二兩,研}

以上二味药再同研均匀,用大蒜一个,裹湿纸,煨,除去纸,加入药末杵为丸樱桃大。每次服一丸,用热酒化开送服。

鬼哭丹

主腹中諸痛，氣血凝滯，飲食未消，陰陽痞隔，寒熱相乘，搏而爲痛，宜以此方主之。

主治腹中各种疼痛，气血凝滞，饮食不消，阴阳痞隔，寒热相乘，抟而为痛等病证，宜用此方主治。

川烏十四個,生　朱砂一兩
乳香一分

川乌十四个,生　朱砂一兩　乳香一分

右爲末。以醋一盞，五靈脂末一兩，煮糊和圓如桐子大，朱砂爲衣。酒下七圓，男子溫酒下，女人醋湯下。

以上各药研为细末。加醋约一盏，五灵脂末一两，煮糊和丸如桐子大，朱砂为衣。每次用酒送服七丸，男子用温酒送服，女人用醋汤送服。

治心痛不可忍者[1]

木香　蓬尤各一兩　乾漆一分,炒[2]

木香　蓬术各一兩　干漆一分,炒

注：

[1]心痛：醫統本、寬保本作"心脾卒痛"。

[2]炒：醫統本、寬保本此下有"至烟盡"三字。

右爲末。每服一錢，熱醋湯調下。入口立止。

以上各药研为细末。每次服一钱，用热醋汤调服下。入口，心痛就可以立即缓解。

取长虫兼治心痛方

大棗二十一個,去核　綠礬一兩,作二十[1]一塊,子填棗中,麵裹燒紅,去麵　雷丸七個　輕粉一錢　木香一錢　丁香一錢　水銀半兩。入鉛半兩,溶成砂子[2]

注:

[1]十:醫統本、寬保本作"錢",疑是。

[2]水銀……砂子:趙本無。

大枣二十一个,去核　绿矾一两,作二十一块,每块各填入一个枣中,用面粉裹枣,烧红,去面粉　雷丸七个　轻粉一钱　木香一钱　丁香一钱　水银半两。入铅半两,溶成砂子

右爲末,取牛肉二兩,車脂[1]一兩,與肉同剉,令爛。米醋一升煮肉,令成膏,入藥同熬,硬軟得所[2],入臼中,杵三二千下,圓如酸棗大。圓時先以緋綫一條,圓在藥中,留二尺許作繫[3]。如有長蟲[4]者,五更初,油漿水吞下一圓,存綫頭勿令吞盡。候少頃,心中痛,綫動,即急拽綫,令藥出,則和蟲出。若心氣痛不可忍者,熱醋湯化下一圓,立止。

注:

[1]車脂:車軸上的滑油。

[2]得所:恰到好處;適中。

[3]圓在藥中,留二尺許作繫:此指將方中之藥制成藥膏,搓成圓子時,將已準備的紅綫搓在圓中,并留出二尺左右在外面作爲拉手的綫頭。

[4]長蟲:蛔蟲。

以上各药研为细末,取牛肉二两,加车轴中的滑油一两,牛肉与车轴滑油揉在一起锉碎。再用米醋一升煮已锉碎的肉,熬成膏,再加入上述药末同熬,至硬软适度,入臼中,杵二三千次,丸如酸枣大。做丸时先用红色线一条,夹在药丸中,再留二尺左右作为拉线。如有患蛔虫的病人,在黎明前,让他用油浆水吞下一丸,存线头不让吞尽。稍候,就会感到心窝中疼痛,线头动,立即拽线,将药丸拉出,则蛔虫随药丸一起被拉出。如果心窝中气痛不可忍受,用热醋汤化开服一丸,可立即缓解。

治虫毒方

水銀　密陀僧　黄丹　輕粉
大黄　丁香　訶子　雄雀糞各一兩

右爲末，每服二錢。用麵半
兩，共水和成油餅，食之。又法，
作棋子，入漿水，煮熱[1]食之。

注：

[1]熱：趙本作"熟"。疑是。

水银　密陀僧　黄丹　轻粉
大黄　丁香　诃子　雄雀粪各一两

以上各药研为细末，每次服
二钱。用面粉半两，加水调和成
油饼，服食。另有一法，做成像棋
子一样的颗粒，加入浆水，煮熟后
服食。

破　棺　丹

治陰厥，面目俱青，心下硬，
四肢冷，脉細欲絶者。

硫黄一兩。無灰酒煮三日三夜。如耗，旋
添暖酒。日足取出，研爲末　丹砂一兩，研勻細

右以酒煮糊爲圓，如鷄頭[1]
大。有此病者，先於净室中，勿令
人知，度[2]病人長短，掘一地坑
子，深一尺以來[3]，用茝蓿[4]火
燒，令坑子極熱，以醋五升沃[5]，
令氣出，内鋪衣被蓋坑，以酒化下

主治阴厥，面目俱青，心下坚
硬，四肢冰冷，脉细欲绝等病证。

硫黄一两。用无灰酒煮三日三夜。如酒有
损耗，随时添热酒煮足时间后取出，研为末　丹
砂一两，研勻细

按：无灰酒，不详。可能是白酒。

以上各药用酒煮糊为丸如芡
实大。患有此病者，先在清净的
房中，莫让人知晓，视病人身长，
挖一个地坑，深一尺，用火烧茝
蓿，烧至坑中极热，再用醋五升泼
入坑中，让蒸气溢出后，在坑内铺衣

一圓,與病人服之。後令病人臥坑內,蓋覆,少時汗出,即扶病者,令出無風處,蓋覆。令病人四肢溫,心下軟,即漸去衣被,令通風。然後看虛實調補。

注:

[1]鷄頭:芡實。

[2]度:估量。

[3]以來:醫統本、寬保本無。

[4]以來,用苜蓿:醫統本、寬保本作"人粟秆"。

[5]沃:灌。

被,用酒化开一丸,给病人吞服。然后让病人卧在坑内,盖好衣被,一会儿出汗,就扶病人到无风的地方,再盖上衣被。使病人四肢温暖,感到心下宽舒,就渐撤去衣被,让环境通风。然后再视病人体质强弱进行调补。

再 生 圆

起厥死猶暖者。

救治厥死仍有体温的病人。

巴豆一兩,去皮,研　朱砂一兩,細研
麝香半兩,研　川烏尖十四個,爲末
大黃一兩,炒,取末[1]

注:

[1]川烏尖……取末:趙本無。

巴豆一兩,去皮,研　朱砂一兩,細研
麝香半兩,研　川乌尖十四个,研为细末
大黃一兩,炒,研为细末

右件,再同研勻,煉蜜和圓如桐子大。每服三圓,水化下,折齒灌之,立活。亦療關膈結胸,極效。

以上各药,再同研匀,炼蜜和丸如梧桐子大。每次服三丸,用水化开,撬开牙关灌服,可立即救活。此方还可治疗关膈结胸,有特效。

救 生 圆

治卒死[1]。

主治猝死。

注：

[1]治卒死：醫統本、寬保本作"起卒死救生丹"。且此下有"此方不可服"五字。而寬保本有眉批云"服上疑脫久字"。

大黄四兩[1]　輕粉半兩　朱砂一兩[2]　雄黄一分　巴豆七個,去皮,細研,取霜[3]

大黄四兩　轻粉半兩　朱砂一兩　雄黄一分　巴豆七个,去皮,细研,取霜

注：

[1]四兩：醫統本、寬保本作"半兩,濕紙裹煨"。

[2]兩：醫統本、寬保本作"分"。

[3]巴豆……細研,取霜：趙本無。醫統本、寬保本"細研取霜"四字作"去油"。

右爲末,以鯤[1]膽汁和圓,如鷄頭大。童子小便化開一圓,斡[2]開口灌之。内[3]大葱一寸許入鼻中,如人行五七里,當吐出涎,即活。

以上各药研为细末,以鲫鱼胆汁调和做丸,如芡实大。用时用童便化开一丸,撬开病人口灌服。并将大葱一寸左右纳入其鼻中,步行五到七里的时间内,若吐出涎痰,就可以救活。

注：

[1]鯤：疑爲"鯽"字之誤。

[2]斡：wò,音"握",旋、扭。

[3]内：通"納"。

治脾厥吐泻霍乱

黑附子炮去皮脐，八破　乾薑炮[1]
甘草炙　肉豆各一兩。印本無此一味，有豉等分

黑附子炮去皮脐，劈成八瓣　干姜炮
甘草炙　肉豆各一兩。印本无此一味，有豉等分

右爲末。水半升，末四[1]錢印本作二錢，棗七個，薑一分[2]印本作一錢。同煎，去半。溫服，連進三服。

以上各药研为细末。取水约半升，药末四钱印本作二钱，大枣七个，姜一分印本作一钱。同煎，煎成约半盏。温服，连服三剂。

三　生　散

起卒死。兼治陰盛四逆，吐瀉不止。

救治猝死。兼治阴盛四逆，吐泻不止等证。

草烏七個　厚朴一尺　甘草三寸，并生用

草乌七个　厚朴一尺　甘草三寸，并生用

右爲末。水一中盞，末一錢，棗七個，煎七分服。重者灌之。

以上各药研为细末。取水约一中盏，药末一钱，枣七个，水煎成七分后服用。病重者可灌服。

起 卒 死

憨葱[1] 根二兩　瓜蒂一分
丁香十四粒

注：

[1]憨葱：香葱。憨，hān，音"酣"。

右爲末。吹一字入鼻中，男
左女右，須臾[1]自活。身冷强厥
者，勿活。

注：

[1]須臾：一會兒。

大葱 根二兩　瓜蒂一分
丁香十四粒

以上各药研为细末。取约一
克吹入鼻中，男左女右，一会儿自
活。身冷强厥的病人，则不能
救活。

浴 肠 汤

治陽厥發狂，將成疸[1]。

注：

[1]疸：孫本作疽，形近致誤。據文義改。

主治阳厥发狂，将出现黄疸
的病证。

大黄四兩，濕紙裹，煨　大青葉[1]
栀子仁[2]　甘草各一兩，炙

注：

[1]大青葉：醫統本、寬保本作"大青一
兩"。

[2]栀子仁：醫統本、寬保本作"栀子二
兩"。

右爲末。水五升，末四兩，煎
減二升，内朴硝五合，再熬去一升，

大黄四兩，湿纸裹，煨　大青叶　栀
子仁　甘草各一兩，炙

以上各药研为细末，取水
五升，药末四两，煎去二升，纳入朴

189

取汁二升，分四服。量虛實與之，大瀉爲度。如喜水，即以水澆之；畏水者，勿與吃，大忌。

硝五合，再熬去一升，取汁二升，分四次服。视病人体质强弱给药，以病人大泻为度。如果病人喜好饮水，即可用此药汁浇之；如果病人不愿饮水，切勿给药服用，大忌。

破黄七神丹

朴硝_{二斤}　朱砂_{五兩}　大黄_{七兩}[1]　甘遂_{二兩}　山梔_{二兩}　輕粉_{一兩}　豉[2]_{半斤}[3]，以絹袋盛之

注：

[1]兩：寬保本此下有"濕紙裹煨"四字。

[2]豉：醫統本、寬保本此上有"豆"字。

[3]斤：寬保本作"升"，疑是。

右七味，以水二斗，熬令水盡，除去甘遂、豉、梔子、大黄，只取朴硝、朱砂、輕粉爲末。以水浸豉汁，研匀後，入末三味，同和，煮糯米糊爲圓如彈子大。新水化一圓，吐瀉爲度。

朴硝_{二斤}　朱砂_{五兩}　大黄_{七兩}　甘遂_{二兩}　山梔_{二兩}　轻粉_{一兩}　豉_{半斤}，以绢袋盛之

以上七味药，加水二斗，熬至水尽，除去甘遂、香豉、栀子、大黄，只取朴硝、朱砂、轻粉研为细末。用水浸香豉成汁，研匀后，加入朴硝、朱砂、轻粉三味药，同和，煮糯米糊为丸如弹子大。每次用新汲泉水化服一丸，以病人服药后出现吐泻为度。

三　黄　圆

治三消、吐血、諸黄症[1]。

注：

[1]症：寬保本作"疸"，疑是。

黄連三兩　黄芩二兩　大黄一兩[1]

注：

[1]兩：醫統本、寬保本此下有"濕紙裹煨"四字。

右爲末，煉蜜爲圓如桐子大。食後，温水下十五圓。量虚實加減服[3]。

注：

[1]量虚實加減服：醫統本、寬保本作"食後臨卧服"。可參。

主治三消、吐血、诸黄症。

黄连三兩　黄芩二兩　大黄一兩

以上各药研为细末，炼蜜为丸如桐子大。饭后，用温水送服十五丸。视病人体质强弱加减服用。

通中延命玄冥煮朱砂法

治[1]尿血，開擁[2]塞，解毒；治一切熱病、風氣、脚毒、蠱毒。

注：

[1]治：孫本作"活"，形近致誤。據趙本改。

[2]擁：疑爲"壅"字之誤。

朱砂五兩　朴硝半秤，水煮七遍。每遍用水三[1]升，水盡爲度。取霜，再入水二升　蘇

主治尿血，开壅塞，解毒；治一切热病、风气、脚毒、蛊毒。

朱砂五兩　朴硝半秤，水煮七遍。每遍用水三升，以水煮尽为度。取霜，再加水二升　苏

191

木二兩　　大黄五兩　　鬱金三兩　　山
梔二兩　　人參二兩　　桑皮二兩
甘草五兩[2]

　　右件同熬，水盡爲度。只用
朱砂，去餘藥，杵末，煉蜜圓桐子
大。每服二十圓，飲下。可疏諸
毒，尤妙。

木二兩　　大黄五兩　　郁金三兩　　山
梔二兩　　人參二兩　　桑皮二兩
甘草五兩

　　以上各药同熬，以水熬尽为
度。只用朱砂，除去其余各药，捣
成末，炼蜜丸桐子大。每次服二
十丸，用米汤送。可解各种毒，疗
效奇妙。

治暴热毒、心肺烦而呕血方

大黄二兩，爲末，以地黄汁拌匀，濕即焙乾

　　右爲末，每服二錢，地黄汁調
下，以利爲度。甘草湯亦得。

大黄二兩，研为末，以地黄汁拌匀，湿即焙干

　　以上药研为细末，每服二钱，
用地黄汁调服，以病人大小便通
畅为度。用甘草汤送服亦可。

治 吐 血 方

蛤粉四兩　　朱砂一兩

　　右爲末，新汲水調下五錢。
未[1]已，再服；止，即已。

蛤粉四兩　　朱砂一兩

　　以上各药研为细末，用新汲
泉水调服五钱。吐血未止，再服；
吐血已止，立即停服。

治中暍^[1]死，心下犹暖，起死方

右令病者仰面卧，取温水，不住手浇淋脐中。次以童子小便，合生地黄汁灌之，自活。禁與冷水，只與温熱水飲之。

注：

[1]中暍：暍，yē，音"椰"。古病名。出《金匱要略·痙濕暍病》。即中暑、傷暑。

让患上述病证的病人仰面卧，取温水，不住浇淋在病人的脐中。然后用童便合生地黄汁灌服，当可救活。禁给病人饮冷水，只能给病人饮温热水。

玉　霜　膏^[1]

治一切熱毒喉閉。

注：

[1]膏：寬保本作"圓"。

主治一切热毒喉闭。

朴硝_{一斤}^[1]　牙硝_{半斤}　硼砂_{四兩}　礬石_{三兩}^[2]

注：

[1]一斤：醫統本、寬保本作"半斤"。

[2]礬石三兩：寬保本作"白礬二兩"。

朴硝_{一斤}　牙硝_{半斤}　硼砂_{四兩}　矾石_{三兩}

右爲末，火熔成汁。築一地坑子，令實，傾入，盆覆一夕，取，杵爲末。入龍腦二兩，研勻。新汲水半盞，合生蜜調一錢。小兒量與服^[1]。

注：

[1]量與服：醫統本、寬保本作"量虛實服"。義長。

以上各药研为细末，火熔成汁。筑一地坑，筑坚实，倾入上汁，用盖盖严，一夜后，取出，杵为末。再加入龙脑二两，研匀。用新汲泉水约半盏，调入生蜜一钱服用。小儿酌减量服用。

百 生 方

救百物入咽喉,鲠欲死者。

救百物入咽喉,梗塞将窒息至死的病证。

茯苓_{去皮} 貫衆 甘草

茯苓_{去皮} 贯众 甘草

右件,各等分爲末,每服一錢,米飲調一分[1],立效。

上药各等分研为细末,每服一钱,用米汤调服一分,立刻见效。

注:

[1]一分:赵本作"下"。醫統本、寬保本作"一錢"。

治喉闭、闷气欲死者

右取乾漆,燒令烟出,竹筒子吸烟吞之,立效。

对上述病证可取干漆,烧出烟,让病人用竹筒子吸烟吞服,立效。

治漏胎、胎损方

川芎 艾葉_{各一兩,炒} 阿膠_炒
白茯苓[1]

川芎 艾叶_{各一两,炒} 阿胶_炒
白茯苓

注:

[1]白茯苓:此處有脱文。

右末之,糯米飲調下二錢匕,日七服。仍食糯米粥養之。

上药研为细末,用糯米汤调服二钱匕,每日服七次。再食用糯米粥调养。

孙光荣释译中藏经

治妇人血崩方

枳殻一錢,麵炒　地黄二錢,燒醋淬十四次

右爲末,醋湯調下一錢匕。連三服,效。

枳壳一钱,面粉炒　地黄二钱,烧醋淬十四次

上药研为细末,用醋汤调服一钱匕。连服三次,有效。

治妇人血闭方

乾漆二兩,燒　生地黄汁五升

右熬成膏,酒化棗大許,空心服。

干漆二两,烧　生地黄汁五升

上药熬成膏,用酒化开枣子大小的药膏,空腹服。

三不鸣散

治小便不通及五淋。

取水邊、燈下、道邊螻蛄各一個。三處取三個,令相咬,取活者一個,如後法,麝香酒,食空下。

右内於瓶中,封之,令相噬,取活者焙乾,餘皆[1]爲末。每服一錢匕,溫酒調服,立通。餘皆二字恐誤。

注:
[1]餘皆:疑衍。

主治小便不通及五淋。

取水边、灯下、道边蝼蛄各一个。三处取三个,使它们相咬,取存活的一个,再用以下的方法制药,用麝香酒调服,空腹服。

将上述三个蝼蛄都纳入瓶中,密封使它们相咬,取存活的那一个焙干,研为细末。每次服约一钱匕,温酒调服,小便立通。余皆二字恐误。

甘 草 汤

解方藥毒。

甘草－十二兩

右件剉碎，水二斗，煎至一斗，取清，温冷得所服[1]。仍盡量服。

注：

[1]服：此下疑脱文。

解方药毒。

甘草－十二两

上药锉碎，加水二斗，煎至一斗，取上层清液，温冷适度，口服。再尽量服。

治溺死方

取石灰三石，露首培之[1]，令厚一尺五寸。候[2]氣出後，以苦葫蘆穰作末。如無，用瓜蒂。

注：

[1]露首培之：指用石灰覆蓋在病人身上，只露出病人的頭部。

[2]候：待。

右用熱茶調[1]一錢，吐爲度。省事後，以糜粥自調之。

注：

[1]調：此爲調服。

取石灰三石，覆盖在病人身上，只露出病人的头部，覆盖的石灰厚度为一尺五寸。待病人有呼吸后，再用苦葫芦穰研成末。如果没有，可用瓜蒂。

上药用热茶调服一钱，以病人呕吐为度。病人清醒后，用糜粥调养。

治缢死方

先令人抱起解繩，不得用刀斷。扶於通風處，高首卧。取憨葱根末，吹入兩鼻中，更令親人吹氣入口。候噴出涎，即以礬石末，取丁香煎湯，調一錢匕灌之。

首先使人将病人抱起，然后解开绳子，不能用刀斩断绳索。将病人扶到通风的地方，使他头高足低躺着。取大葱根末，吹入两鼻中，更令亲人吹气入口。（按：指人工呼吸）待喷出涎痰，用矾石末，取丁香汤调合约一钱匕（约1克）灌服。

槐 子 散

治久下血，亦治尿血。

主治便血日久，亦治尿血。

槐角[1]中黑子一升，合槐花二升，同炒焦。

槐角中黑子一升，合用槐花二升，同炒焦。

注：

[1]角：孫本作"用"，形近致誤，據趙本改。

右件爲末，每服二錢，用水調下。空心、食前各一服。病已，止。

以上各药研为细末，每次服二钱，用水调服。空腹、食前各服一次。病愈，停服。

治肠风下血

荆芥穗　地黄各二兩　甘草半兩

荆芥穗　地黄各二兩　甘草半兩

右爲末，每服一錢，溫酒調下。食後，日三、夜一。

以上各药研为细末，每次服一钱，用温酒调服。饭后，日服三次，夜服一次。

治暴喘欲死方

大黄一兩[1]　牽牛二兩,炒

注：

[1]兩：醫統本、寬保本此下有"濕紙裹煨"四字。

右件爲細末，每服二錢，蜜水調下，立愈。治上熱痰喘極效。若虛人、肺虛冷者不可用。

大黄一兩　牵牛二兩,炒

以上各药研为细末，每服二钱，用蜂蜜水调服，立愈。治上热痰喘极有效。体虚或肺虚冷病人不可服。

大圣通神乳香膏

貼諸毒、瘡腫、發背[1]、癰疽。

注：

[1]發背：指生於背部的有頭疽，即背部癰。

乳香一[1]兩　没藥一兩　血竭一兩
黄蠟一兩　黄丹二兩　木鱉二兩,去殼
烏魚骨二兩　海桐皮二兩　不灰木[2]四兩　歴青四兩　五靈脂二兩　麝香二錢
膩粉五十個子。此必有誤[3]

注：

[1]一：趙本作"二"。

贴诸毒、疮肿、发背、痈疽。

乳香一兩　没药一兩　血竭一兩
黄蜡一兩　黄丹二兩　木鳖二兩,去壳
乌贼骨二兩　海桐皮二兩　石棉四兩　沥青四兩　五灵脂二兩　麝香二钱
腻粉五十个子。此必有误

［2］不灰木：即石棉。爲硅酸鹽類礦物角閃石石棉，性味苦寒，功能清熱、除煩、利尿。

［3］乳香……此必有誤："此必有誤"四字當爲孫注。醫統本、寬保本"五十個子。此必有誤"作"三錢"。寬保本無"麝香二錢"。今疑"膩粉"（即輕粉）二字有誤。趙本無"五靈脂二兩,麝香二錢,膩粉五十個子,此必有誤"。

右并爲末，用好油四[1]兩，熬令熱[2]，下藥末熬，不住手攪之，令黑色，滴水中成珠，即止。

注：

［1］四：醫統本、寬保本作"八"。

［2］熱：醫統本作"熟"，義長。

以上各药共研为末，用好油四两，先将油熬热，再下药末熬，不停搅动，使药油呈黑色，滴在水中成珠，即成。

水 澄 膏

治病同前。

井泉石　白及_{各一兩}　龍骨　黃蘗　鬱金_{各半兩}　黃蜀葵花_{一分}[1]

注：

［1］黃蜀葵花一分：趙本無。

右六味并爲末，每服二錢。新汲水一盞調藥，打，令匀，伺清澄，去浮水，攤在紙花上貼之。腫毒、發背皆治。

治病同前。

井泉石　白及_{各一两}　龙骨　黄柏　郁金_{各半两}　黄蜀葵花_{一分}

以上六味药研末，每次服二钱。用新汲泉水一盏调药，捣，使药拌匀，待水清澄，除去浮水，将药摊在纸上贴在患处。肿毒、发背皆治。

更 苏 膏

治一切不測惡瘡欲垂_{垂字恐誤。}

主治一切不測惡疮欲垂_{垂字可能有误。}

南　星_{一個}　　半　夏_{七個}　　巴
豆_{五個,去殼}　　麝香_{半錢}

南　星_{一个}　　半　夏_{七个}　　巴　豆_{五个,去壳}　　麝香_{半钱}

右爲細末,取臘月豬脂就膏。令如不痛瘡,先以針刺破,候忍痛處,使以兒乳汁同調,貼之。

以上各药研为细末,取腊月猪油调成膏。假若是不痛的疮肿,先用针刺破,确定病人能忍痛之处,用儿乳汁调药,贴在该处。

千 金 膏

貼一切惡瘡癴[1]瘤。

注:

[1]癴:疑爲癰字之誤。

贴一切恶疮痈疖。

定　粉　　南　粉　　膩　粉
黃丹_{各一分}

定　粉　　南　粉　　膩　粉
黄丹_{各一分}

右爲末,入麝香一錢,研匀,油調得所[1],成膏,貼。

注:

[1]油調得所:用清油調到軟硬適度。

以上各药研为细末,入麝香一钱,研匀,用清油调到软硬适度,做成膏,贴患处。

定　命　圆

治遠年、日近一切惡候漏瘡。此藥爲末，熔開蠟，就湯内爲條，如布針大，人内，雲母膏貼之。

主治远年、近日一切恶候漏疮。用此药为末，熔开蜡，就沸水汤内做成条，如缝衣针大小，纳入瘘管内，再用云母膏贴封。

雄黄　乳香各一分　巴豆二十一粒，去皮不去油

雄黄　乳香各一分　巴豆二十一粒，去皮不去油

右研如粉，入白麵三錢，水和圓，如小豆或小麥粒大，兩頭尖。量病淺深，内瘡中，上用乳香膏貼之，效。服雲母膏尤佳。

以上各药研如粉，入白面粉三钱，加水调和做丸，如小豆或小麦粒大，两头尖。根据瘘管的深浅，纳入瘘管中，再用乳膏贴封，有效。配合服食云母膏效果更佳。

麝　香　圆

治一切氣漏瘡[1]。

注：

[1]治一切氣漏瘡：寬保本作"古秘方無巴豆，血竭止痛、破血、生肌肉，及血不止"。眉批注云："巴豆下疑有脱字。"

治一切气漏疮。

麝　香一分[1]　乳　香一分
巴豆十四粒，去皮[2]

注：

[1]分：寬保本作"錢"。

[2]去皮：醫統本、寬保本此下有"去油"二字。

麝香一分　乳香一分　巴豆十四粒，去皮

右爲末，入棗肉，和成劑，圓作鏈子。看漏遠近任藥，以乳香膏貼之，以效爲度。

以上药研为细末，纳入枣肉，调和成团，做成铤子。看漏管深浅投药，再用乳香膏贴封，以效为度。

香鼠散

治漏瘡。

香鼠皮四十九個，河中花背者是　龍骨半兩　蝙蝠二個，用心肝　黄丹一分　麝香一錢　乳香一錢　没心草一兩，燒灰

右入坩合[1]中，泥固濟，炭三斤，煅。火終[2]，放冷，爲末。用葱漿水洗净，以藥貼之，立效。

注：

[1]坩合：陶制的合。

[2]終：完；盡。

治漏疮。

香鼠皮四十九个，河中花背者　龙骨半两　蝙蝠二个，只用心肝　黄丹一分　麝香一钱　乳香一钱　没心草一两，烧灰

以上各药纳入瓷器中，用泥封固，用炭三斤围住瓷器，煅烧。火尽，冷却，将药取出再研为末。用葱浆水洗净患处，再用药贴封，立效。

定痛生肌肉方

胭脂一分　血竭一兩　乳香一分　寒水石三兩，燒

胭脂一分　血竭一两　乳香一分　寒水石三两，烧

右爲末。先以温漿水洗過，拭乾，敷瘡，甚妙。

以上各药研为细末。先用温浆水将患处洗净，拭干，再用此敷患处，甚效。

又定痛生肌肉方

南星一個　乳香二錢　定粉半兩
龍骨半兩　不灰木一兩,燒過

右爲末。先以溫漿水洗瘡
口,以軟帛拭乾,敷之。

南星一个　乳香二钱　定粉半两
龙骨半两　石棉一两,烧过

以上各药研为细末。先用温
浆水洗疮口,以软帛拭干,再用此
敷贴。

治白丁增[1]寒、喘急,昏冒方

葶藶　大黄各一兩　桑白皮
茯苓各二兩　檳榔七個　鬱李仁　漢
防己各三分

注:
[1]增:疑爲"憎"字之誤。

右件爲末。每服三錢,蜜水
調下。以疏下惡物爲度。

葶苈　大黄各一两　桑白皮
茯苓各二两　槟榔七个　郁李仁　汉
防己各三分

以上各药研为细末。每次服
三钱,用蜜水调服饮下。以泻下
恶秽之物为度。

又取白丁方

鉛霜一分　膽礬　粉霜各一錢
蜈蚣一條

铅霜一分　胆矾　粉霜各一钱
蜈蚣一条

右件爲末。先刺令血出，内藥米心大[1]，以醋麵餅封口，立愈。

注：

[1]内藥米心大：此指將米心大的藥末納入已刺破的疔中。

以上各药研为细末。先刺疔肿处见血出，纳入药约米心大，用醋面饼封口，立愈。

治 赤 丁 方

黄連　大黃各一兩

黄连　大黄各一兩

右件爲末，以生蜜和圓，如桐子大。每服三十圓，溫水下。以利爲度。

以上各药研为细末，用生蜜调和做丸，如梧桐子大。每次服三十丸，温开水送服。以病人轻泻为度。

又取赤丁方

杏仁七個,生用

杏仁七个,生用

右件嚼爛，漱之，令津滿口，吐出，綿濾汁。入輕粉少許，調匀，以鷄羽掃之。

将上药嚼烂，在口腔中漱搅，使津满口，然后吐出，将此津液用绵帛过滤取汁。再加入轻粉少许，调匀，用鸡羽扫敷患处。

治 黄 丁 方

巴豆七個,去心膜　青州棗七個,去核,安巴豆在棗内,以麵裹,煨通赤

巴豆七个,去心膜　青州枣七个,去核,将巴豆按在枣内,用面粉裹枣,煨至通红

右件爲末。以硼砂、醋作麵糊，爲圓如緑豆大。每服五圓至十圓，米飲下。以利爲度。

以上各药研为细末。再用硼砂、醋做面糊，做丸如绿豆大。每次服五至十丸，用米汤送服。以病人轻泻为度。

又取黄丁方

黄蘗_[1]兩　鬱金半兩

黄柏_兩　郁金半兩

注：

[1]：赵本作"二"。

右件爲細末，以鷄子清調，鷄羽掃上。

以上药研为细末，用鸡蛋清调匀，用鸡羽扫敷。

治黑丁方

菟絲子　菖蒲

菟丝子　菖蒲

右二味，等分爲末，酒浸，取汁掃丁上。更服腎氣圓補之。

以上二味药，等分，研为细末，酒浸，取其汁扫敷在疗上。再服肾气丸补益。

治青丁方

穀精草　蟬殼各一兩　蒼朮五兩

谷精草　蝉壳各一兩　苍术五两

205

右爲末。每服一錢，水調服，食前。仍以針刺丁出，用桑柴灰汁洗之，立效。

以上各药研为细末。每次服一钱，饭前用水调服。再用针刺破疗，然后用桑柴灰汁洗患处，立效。

已上捌方，陸本在中卷四十論後。印[1]本無此方，今附下卷之末。

以上八个方剂，陆本在中卷四十论的后面。印本中没有此方，现附在下卷的最后。

注：

[1]印：赵本作"庫"。

附：

试析《中藏经》其书与其学术成就

　　中医药典籍,系历代中医药学家智慧与经验之结晶,为中医药理论体系之支撑,乃中医临证实践之指南,亦乃中医药学继承创新之源泉。故凡业中医者,均视中医药典籍为行医之圭臬、诊疗之准绳。

　　为正本清源、续脉延命,20 世纪 80 年代初,国家中医管理局(现国家中医药管理局)开展了大规模的中医古籍整理研究,将《黄帝内经素问》《灵枢经》《难经》《太素》《甲乙经》《伤寒论》《金匮要略》《中藏经》《脉经》《诸病源候论》《内经知要》列为十一项国家中医古籍整理研究重大项目,辨章学术,考镜源流。其中,《黄帝内经素问》《伤寒论》《金匮要略》等,脍炙人口,代代相传,广为应用,而唯独《中藏经》因其作者与成书年代之谜而尘封一千六百余年。

　　此书实为璀璨之明珠,医家之宝典。

　　《中藏经》,旧题"汉·华佗撰"。凡三卷(另有一卷本、八卷本)。

　　上卷和中卷共有四十九论:

　　第一论至第十六论为理论概述部分,阐述中医基本理论。全面系统、提纲挈领、高度概括、条分缕析。以"人法于天地"开篇引领,分论天地、阴阳、生成、阳厥、阴厥、阴阳否格、寒热、虚实、上下不宁、脉色、生死、病有灾怪、水法、火法。

　　第十七论至第二十论为大病概论,分论风证、积聚、癥瘕、杂虫、劳伤、传尸等。

　　第二十一论至第三十二论,为脏腑辨证纲要部分,为全书之核心,亦属最具创新价值之部分,全面、系统、明晰,创立"虚实寒热生死逆顺"脏腑辨证八纲。首先总论五脏六腑虚实寒热生死逆顺之法,然后分论肝、胆、心、小肠、脾、胃、肺、大肠、肾、膀胱、三焦虚实寒热生死逆顺之法。

第三十三论至第四十七论为杂病辨治部分,分论痹证、中风、疔、痈疽、脚气、水肿、淋证、服饵得失、痞证等,并论失治、误治之治疗交错致死候。

第四十八论至第四十九论为决生死部分,胪列几近失传之决死候法,包括杂病死候及察声色形证决死法。

下卷附"疗诸病药方六十八道"。多为后人增补之奇方稀药。

全书原文约3万字。乃一部文字古奥、行文简约、理论系统、内容丰富、方法独特、临床实用之中医典籍。余疑为古代散佚之医经,经华佗弟子搜集整理又经后世道家与医家补充而形成之古代中医用于课徒之读本。

一、千古之谜:《中藏经》作者与成书年代考辨

《中藏经》,又名《华氏中藏经》,始载于宋·郑樵《通志·艺文略·医方(下)》。嗣后,《秘书省续编到四库阙书目》《遂初堂书目》《宋史·艺文志》均有著录。然而,自此书问世,真伪之争迄今未断,盖因其作者与成书年代之考证殊无定论,《中藏经》作者与成书年代遂成千古之谜。

持《中藏经》为伪书论者,主要论点与论据有五:

(一)"伪书论"之一

史载华佗之书"火于狱",华佗无书传世,故《中藏经》非华佗之书。

陈寿《三国志·魏书·华佗传》:"佗临死,出书一卷与狱吏,曰:'此可以活人'。吏畏法不受,佗亦不强,索火烧之。"由此,历代认为华佗无书传世,故《中藏经》非华佗之书。业界亦流传"华佗有传无书、仲景有书无传"之论断。

[考辨]考诸史书,《魏书·方技传》《隋书·经籍志》《新唐书·艺文志》等,均载有由华佗弟子吴普、樊阿、李当之等搜集、整理之华佗遗书,如《华佗方》十卷、《华佗观形察色并三部脉经》一卷等,"可见在隋唐之前即流行着多种与华佗有关的医书。故华佗原作虽毁于狱火,但有其弟子习其业,可以著书传于后世"[1]。而且,"火于狱"之说,"可疑之处有二:其一,华佗狱中烧书一卷,但不能排除他在狱外仍有其他著述存在;其

二……华佗的一些著述及学术思想均可通过其弟子辑录下来"[2]。

（二）"伪书论"之二

目录书所载晚见于宋。

由目录学角度审视,《中藏经》不见于六朝文献记载,亦不见于隋唐书目著录,而始见于宋·郑樵《通志·艺文略》,章太炎《论〈中藏经〉出于宋人》言:"隋经籍志华佗方十卷,吴普撰。梁有华佗内事五卷,并无中藏经名目。"故世人多疑为后世之人伪托华佗之名所作。

[考辨]"王叔和《脉经》、皇甫谧《针灸甲乙经》、巢元方《诸病源候论》、孙思邈《千金方》等许多晋唐医书中曾引用过华佗佚文,而这些佚文大多见于本书。另外,陈寿《三国志》记载的华佗论治疾病的一些思想方法也在本书得到体现,所以基本可以认定,华佗时确实有《中藏经》存世"[3]。清·孙星衍认为此书为六朝人所撰,《四库未收书目提要》及《补后汉书文志考》皆确认"其书文义古奥,似六朝人手笔",至宋代,署名华佗之《中藏经》已有多种传本。故亦可言之:"《中藏经》出现在宋代目录中,是宋代医家重视华佗佚文,保存华佗遗著精粹内容的结果……它的出现是符合时代发展需要和文献流传规律的。古代任何一种目录书都没有、也不可能把当时现存的全国所有图书收罗殆尽,所收编的书目也只能在一定范围之内,不能以历代编修的目录学中著录的书名作为当时全国图书目录的定论,而排除了在此书目之外的同时期其他散在民间的大量图书的存在。汉以前的医学著作未被官纂的目录学所收编的为数不少。认识到这一点,我们对华氏《中藏经》在宋以前没有被目录书所载就不奇怪了"[2]。

（三）"伪书论"之三

邓处中序荒诞不经。

邓处中序荒诞不经:一是"邓处中"其人名不见经传,而"应灵洞主探微真人少室山邓处中"之题署则道家形迹显见;二是邓处中自称为华佗外孙,而序中所言华佗"性贪不悯生灵""果为魏戮"等,绝非"外孙"之语;三是序中所称《中藏经》系华佗"因酒息于宜公山古洞前"而得"衣木皮,顶草冠"、显隐如神仙之二老人所授予石函之中,而自己则又因华佗托梦得书于石函之中;四是序末标示"甲寅秋九月序",只以干支记年而不标明岁时(帝纪),有违古代记年格式。故历代学者疑此书为后世道家抄袭而托华佗之名而行世。

[考辨]"如果将序中一些荒诞言辞剔除,再结合当时的社会历史环境以及《三国志》《后汉书》等对华佗其人其事的记载,将发现,该序文基本内容是可信的"[3];"如将这些'神仙'当作民间隐士的话,这段话将不再荒诞而足以信服。因为汉末群雄并起,军阀混战,民不聊生,许多怀才不遇的学者为了躲避战乱而隐居田园是不足怪的。至于神话一些历史人物,这也不是邓处中首创……这在先秦已经有许多例子,邓处中用这种文法神话《中藏经》传世经过,以表达对故亲的敬仰是可以理解的"[3];"至于邓序中只有干支而无帝纪,这可能与本人秉持的道家的处世观念有关……道家思想强调避世修身、远离政治、轻视名利的社会观,所以他们往往厌世逆俗,不屑权贵政治,因而在纪年上只用干支而回避帝纪,也是合情合理的"[3]。

(四)"伪书论"之四

书中所载官名、病名、药名等有出自汉后者。

《中藏经》中出现之"上将军"自汉以后无此称谓,"水曹掾"之官制出自南北朝刘宋时期,而且将"水部"称为"水曹"乃唐朝人之习惯;"脚气"至隋·巢元方《诸病源候论》中始正式列名;"痢"古称"肠澼";乌头汉代不称川乌,莨菪子汉代不称天仙子;龙脑、安息香、香附、苏木、丁香、地龙、谷精草等等药名,皆自《唐本草》始有记录。此外,"梦临深"实为"梦临渊",为避唐高祖李渊之讳而将"渊"改为"深"等等。由此可见,《中藏经》成书于宋代,而非六朝之前。

[考辨]关于官名晚见于三国时期之疑,有学者认为"这种看法完全不符史实。'水曹掾'这个官制实际上是从西汉时期开始设置的,其主要职责是管理全国的水利建设。《三国志·魏书》就有'相国参军徐绍、水曹掾孙彧,昔在寿春,并见虏获'这样明确的记载"[3]。《中藏经》谓"肺为上将军",心为君主之官,肺则为辅佐之臣,而古代之"上将军"乃指天子将兵,汉以后之"上将军"方为臣之官制,由此是否可证《中藏经》成书于

唐宋？有学者认为：“《战国策·齐策四》就有‘梁王虚上位，以故相为上将军’之说，《史记·淮阴侯列传》有‘汉王授我上将军印，予我数万众，解衣衣我，推食食我’。显然，《战国策》在这里提到的上将军不是梁王本人，而汉朝有上将军一职也是不容争辩的……《中藏经》原著应是汉代人的作品”[3]。至于“临深”本应为“临渊”，皆因避唐高宗“李渊”之讳，此一观点，已有学者认为“同样缺乏足够的说服力”[3]，因为“类似的提法在隋·巢元方《诸病源候论·虚劳诸候下》就有过，‘客于肾，则梦临深，没于水中’，显然，隋朝是不会避唐高宗李渊名讳的；其次，‘临深’一词在历史文献中很常见，如晋·葛洪《抱朴子外篇·诘鲍》因晋鲍敬言《无君论》‘王者临深履尾，不足喻危’；《徐霞客游记》有‘盘越外柱，临深越险’之句，而这些似乎都和避唐高宗李渊名讳无关”[3]。

《中藏经》卷下所附药方六十八道，历代医家均疑多为后人所增补，“据孙光荣先生考，孙星衍校本《中藏经》共载药 162 味，《本经》中不载者 107 味，《本经》中已载而又被后世更名者 70 味，合计晚出药名者占 66.4%，其余 13.6%中尚有水茸角等无考之药名。如果卷下药方多为华佗之遗著，那书中所列药物应多在东汉前发现，可是卷下所列处方几乎每方都有唐宋本草才开始记载的药物。由此可知，《中藏经》卷下 68 方中，确有一些药方为后人所增改。但如果据此而称该书为伪书，则难免以偏概全”[2]。所以，学界大多公认《中藏经》所载药方“为后人修订流行，辗转传抄，不免杂以后世药名”[4]。

（五）“伪书论”之五

书中所论与《内经》《脉经》等相类似，亦有所论相反者。

尚启东先生等认为《中藏经》的理论部分大多抄袭《黄帝内经》（简称《内经》）《脉经》等而成，而且“在抄袭时妄加增删，致令该书纰缪百出，不值一读”[5]。原文某些观点与论断与目前流传之中医药经典所论相反，如《内经》谓“春夏养阳，秋冬养阴，以从其根”，而《中藏经》引《金匮》则言“秋首养阳，春首养阴，阳勿外闭，阴勿外侵”。

[考辨]首先，有学者认为“仲景能读之书，华佗亦能读矣。故前人评价：‘仓公以诊胜，仲景氏以方胜，华佗氏以针灸杂法胜，皆不离于《内经》

211

而师承各别'"[6]。而从内容考辨,该书不仅继承发挥《内经》《灵枢》等经典精微,而且汲取、保存当时所能见到之许多优秀古医经之精华。"据《汉书·艺文志》所载,当时有医经七家,现在存世者仅《黄帝内经》一家而已,其余诸家著作已无从考证。《中藏经》中所引《金匮》《金匮至真要》《金匮大要》,极有可能是另有所出或今本脱佚的内容,宽保本曾有眉批云:'盖上古内经有之,而今脱乎?'"[7]。正因如此,《中藏经》所保存而传承之古医经思想内容与现存之中医药典籍不尽相同,此则反佐《中藏经》另有所自,且弥足珍贵,"如《黄帝内经》谓'春夏养阳,秋冬养阴,以从其根',在《中藏经》所引古医经《金匮》中言'秋首养阳,春首养阴,阳勿外闭,阴勿外侵',这些观点的差异正反映了中医流派的争鸣,这些引文都是极为宝贵的古医经文献,对于丰富中医理论和考证医学源流都有重要的意义"[7]。

此项析疑,较为公允之论述是:"《中藏经》所论有与《内经》《脉经》《千金》相类似之言者,约占三分之一,若据此则断言全由后人抄袭而成,窃以为有失公允。盖上古医经至唐代王冰整理《素问》时尚可见到《金匮》《金匮大要》等遗篇,张仲景、王叔和、孙思邈之著述亦均有撰用,与仲景同时代的华佗亦自可阅及,唯各自所见之抄本有别,或采撷之内容及各自熔铸之方法不同而已矣。举如张仲景撰用之'并平脉辨证'而创六经辨证大法,以成《伤寒杂病论》;王叔和撰用之则'类例相从',以成《脉经》;孙思邈撰用之则'删裁繁重',以成《千金》。华佗,当亦可撰用之,创脏腑辨证之体系,以成《中藏经》,乃以脏腑脉证为中心,将上古医经及《内经》《难经》中杂于诸篇之生理、病理之内容,系统归纳,熔铸己见,使脏腑辨证理论得以初步系统化、条理化,而终于奠定中医学脏腑辨证之基石"[8]。

关于《中藏经》辨伪问题,清·周学海愤然云:"夫古医经之传于世者,尚有几卷? 而好生异议,以矜博洽者,必欲旁称曲引,反复以斥其伪,是将古籍澌灭,至无一存而后快也,吾不知其所用意矣!"

综上所述,关于《中藏经》作者及成书年代的探讨可得出初步结论如下:《中藏经》之作者不是华佗,而且非一时一人之作,但与华佗有密切关

孙光荣释译中藏经

系:①是古代散佚之医经,经华佗觅获并经由华佗弟子搜集整理传世,又经由后世道家与医家增删而成古代中医课徒之书;②部分保留华佗学术经验之遗意;③附方部分大多为后人所增补。

二、千古之疑:《中藏经》版本源流考释

《中藏经》因为邓处中序之荒诞不经,有托名华佗之嫌,致使该书失源而流散,而致《中藏经》版本源流亦成千古之疑。

邓处中序曰:"二老(衣木皮、顶草冠者)笑指东洞云:石床上有一书函,子(指华佗)自取之,速出吾居,勿示流俗,宜秘密之。先生(华佗)时得书,回首已不见老人。"此即指《中藏经》之祖本,为华佗所得,但无可稽考。据《四库全书目录提要》及前人、近人之初步考究,可从以下两方面予以探讨:

(一)按流传时序探讨

1. 宋以前 《中藏经》抄本之流传,在宋代以前已无可考。

2. 在宋代之流传 仓司本、陆本(陆从老家藏本)→南宋楼钥校本(校者南宋翰林学士楼钥,自号"攻媿主人",明州鄞县〈今属浙江〉人),为三卷本,包括四十九论六十余方→王刊本(蕲春王成父刊印)。

3. 在元代之流传 主要是赵本(赵孟頫手抄本。赵孟頫字子昂,号松雪道人,吴兴〈浙江湖州〉人)有二卷本、三卷本两种。"据今马继兴先生考证,赵氏写本原件已知一种现存台北故宫博物院;另一种下落不明。此外,尚有此本影写本两种,一部藏上海图书馆,缺卷上第1~9篇和卷中(注:孙光荣获见此本),一部藏辽宁省图书馆(《经典医籍版本考》)。据笔者(注:王虹峥)知,另有一部赵氏写本的影写本,保存于阮元《宛委别藏》丛书中,现藏于北京图书馆"[2]。

4. 在明代之流传 主要是吴本(明代医学家吴勉学校刊本,八卷本,共四十九论一百三十余方,收入《古今医统正脉全书》,藏中国中医科学院图书馆)。

5. 在清代之流传 主要是孙本(孙星衍校刊本。孙星衍,清代文字学家,字伯渊,一字季述,号渊如,阳湖〈今江苏常州〉人。三卷本,以赵孟频两种手写本为底本,并以明代吴勉学刊本校勘而成。嘉庆十三年〈1808年〉收入平津馆丛书);其次,是瓒本(周锡瓒校刻本。周锡瓒,清代藏书家,字仲涟,号香岩,又号漪塘。别号香岩居士,吴县〈今江苏苏州〉人。一卷本,内容同三卷本,后又析为二卷本,卷首有邓处中序,均已佚);还有周本(周学海尊孙本校刊而成,收入《周氏医学丛书》。周学海,字澄之,号健之,今安徽东至县人)。其他还有吴本之多种复刊本、批校本、精抄本等。

6. 在清代以后之流传 《中藏经》版本日渐增多,大多为三卷本、八卷本。"据马继兴氏考:《中藏经》现存最早者为赵孟频写本。通行本为吴勉学《医统正脉》系统的八卷本和孙星衍刊本系统的三卷本,其次为二卷本,系自三卷本衍化而出(《经典医籍版本考》)。现存《中藏经》版本大约有20余种(《中国图书联合目录》),基本皆出自三类刊本系统……孙氏审慎阙疑,合赵文敏两手抄本,又校勘吴氏明本,因此校改精当。日本人丹波元胤评介说:'孙说可谓详确矣'(《中国医籍考》)。据此而论,孙氏三卷本应在八卷本之上"[2]。直至1990年8月,蒙尘一千余载的《中藏经》始有国家定本——《中藏经校注》《中藏经语译》(李聪甫主编,刘祖贻协编,孙光荣执笔;凌耀星、沈炎南、钱超尘审定)。

(二)按版本系统探讨

《中藏经》最早传本乃南宋楼钥校本,而楼钥校本又以闽中仓司本参校陆从老家藏本而成。此后传本中有一卷本、二卷本、三卷本、八卷本。虽分卷有别,内容亦有增删,但全书篇次则一致。流传至今之古本,当首推元·赵孟频手写本。因此,从版本系统探讨,可以分为以下三大系统。

1. 宋本直传系统 由宋本直接相传而来,又可分为四个支系:

(1)赵孟频手写本:楼钥校本早已失传。元初,有赵孟频两种手写本传世(详前所述),1984年笔者在第一批古籍整理研究重大课题实施中辗转获得其中一种赵孟频手写本影印本,为《中藏经校注》奠定了基础。

(2)《古今医统正脉全书》本:《古今医统正脉全书》本,明·吴勉学校刻(鲍士奇通校),为八卷本,其中又有载于《续中国医学书目》之万历版和载于《中国医学书目》民国版之八卷一册,载于《续中国医学书目》之万历版八卷二册,载于《续中国医学书目》之明版八卷三册,载于《中国医学书目》之日本宽保二年刊本八卷五册,均有邓序。嗣后,本系统还有上海书局刊本、徐舜山刊本、冯烘记刊本、文瑞楼石印本、千顷堂石印本、蜚英书局石印本等。1984年笔者在第一批古籍整理研究重大课题实施中辗转获得道光十四年永德堂何尤瑛据《医统正脉全书》本之手抄本。

(3)明·江澄中刊本:此刊本载于《孙氏书目·内篇》卷二及《四库书目·邵注》卷十,为三卷本,已佚。

(4)清·周锡瓒重订本:此刊本有载于《韦修堂藏书目录》之二卷二册、载于《宝素堂藏书目录》之三卷一册。1984年笔者在第一批古籍整理研究重大课题实施中获得一朱批之八卷本,扉页题曰"周锡瓒以朱笔校之"。周锡瓒本源于楼钥校本,属于宋本直传系统。

2. 赵本辑合系统　清·孙星衍将两种赵孟頫手写本辑合而成三卷本。《华氏中藏经·孙序》:"前后两本校勘,明本每篇脱落舛误,凡有数百字,其方药件次序分量,俱经后人改易,或有删去其方者,今以赵两写本为定。"此本收入《平津馆丛书》,后有阳湖孙氏刊本、朱氏翻刻平津馆丛书本、商务印书馆及人民卫生出版社据平津馆丛书印行之单行本,均为三卷本。

3. 赵本发展系统　清·周学海校本,附《内照法》。周学海序云:"又有内照法一卷,云出自华氏,此必有所据,《脉经》曾引用之,但不言出自佗耳。今于前三卷悉遵孙本,其间字句错落,为检《内经》《难经》,略加补注于各篇之末,其高宗、孝宗庙讳字样,悉改用本字,以从其实;坊本方三卷,题为附方,并内照法附刻于后,以别于孙本焉。"显见周本由赵本发展而来,亦即赵本辑合之后加坊本、内照法而成。此本收入《周氏医学丛书》,有光绪辛卯自刊竹纸本、《中国医学大成》复刊本、商务印书馆排印本等。

《中藏经校注》得出如下结论:"其祖本可能为华佗所撰,至少可认为存有华佗遗作片段;其书经后人整理、增附,且非出自一时一人之手。今之传本所据者,大约成书于六朝时期,始传于世之际,即北宋末、南宋初,又再次有所增附,遂成是书。"[8]

综上所述,《中藏经》之祖本(手写本)已不可考,目前能见到之最早版本为赵孟頫手写本,此后有多种校本,而以辑合两种赵写本校勘而成之孙本较能贴近原貌。其他增删附方及内照法之诸多版本乃据不同版本发展而成,离原著更远。然而,此亦反映《中藏经》历经多时代、多人、多次整理编次之真实情况,表明:①《中藏经》在汉以前确有祖本;②历代学者重视《中藏经》,医家、道家为其作者、成书年代、版本所进行之考证,可谓前赴后继,代不乏人,足证《中藏经》影响深远;③此书真伪杂糅,掺入后人附加之方药与内照法等内容。

三、千古之秘:《中藏经》原文解读示例

《中藏经》架构严谨,行文简洁,文字古奥,蕴意深厚。原文乃意涵深刻之千古之秘。要读懂、读通、读透原文绝非易事,试以第一篇为例解读之。

[原文]《人法于天地第一》:

人者,上禀天,下委地,阳以辅之,阴以佐之。天地顺则人气泰,天地逆则人气否。

是以天地有四时五行,寒暄动静。其变也,喜为雨,怒为风,结为霜,张为虹,此天地之常也。人有四肢五脏,呼吸寤寐。精气流散,行为荣,张为气,发为声,此人之常也。

阳施于行,阴慎于精,天地之同也。失其守,则蒸而热发,否而寒生,结作瘿瘤,陷作痈疽,盛而为喘,减而为枯,彰于面部,见与形体。天地通塞,一如此矣。故五纬盈虚,星辰差忒,日月交蚀,彗孛飞走,乃天地之灾怪也;寒暄不时,则天地之蒸否也;土起石立,则天地之痈疽也;暴风聚雨,则天地之喘乏也;江河耗竭,则天地之枯焦也。鉴者决之以药,济之以针,化之以道,佐之以事。故形体有可救之病,天地有可去之灾。

人之危厄生死,禀于天地。阴之病也,来亦缓而去亦缓;阳之病也,来亦速而去亦速。阳生于热,热而舒缓;阴生于寒,寒而拳急。寒邪中于

下,热邪中于上,饮食之邪中于中。人之动止,本乎天地。知人者有验于天,知天者必有验于人。天合于人,人法于天。见天地逆从,则知人盛衰。人有百病,病有百候,候有百变,皆天地逆从而生。苟能穷乎此,如其神耳!

[**解读**]原拟分为注音、注释("除障")、语译、解析、归纳五步进行,限于篇幅,就改为语译、释讲两步以解读之。

1. 语译 《人法于天地第一》

人,上则禀受于天,下则连属于地。天的阳气来辅助人,地的阴气来滋养人。天地之气调顺,人的气机就调适安和;天地之气逆乱,人的气机就闭塞紊乱。

因此,天地有四时五行,有冷暖动静。它们在变化着,天地之气和悦则表现为雨,天地之气激愤则表现为风,天地之气凝结则表现为霜,天地之气开合则表现为虹,这些都是天地之气的正常变化;人有四肢五脏,呼吸醒卧。精气在流动散布,精气的运行表现为色泽,精气的开合表现为呼吸,精气的扬举表现为声音,这些都是人身精气的正常变化。

阳气施用在"形",阴气成合在"精",这是天地的共同规律。违背这种正常的规律,则暑气上蒸而热病发生,阴气闭塞而寒病发生,气血郁结而成瘿瘤,热气入陷而成痈疽,肺气壅塞而成喘病,肌肉削减而成痿证。这些病征显露在颜面,反映在形体。天地之气的通调与闭塞,全像这一样啊!所以,五星的盈满亏虚,星辰的运行差异,日蚀月蚀的交替发生,彗星的飞跃奔逝,就是天地的灾异变故;寒冷温暖不依时节,就是天地的蒸发或闭塞;土壤凸起怪石兀立,就是天地的肿块和痈疽;暴风聚雨,就是天地的喘息;江河干涸,就是天地的焦萎。明察自然变化规律的人,对于疾病就会用药物调平阴阳之气,用针刺增进疏导之力;对于灾变就会按阴阳调节之道来化解自然的变异,用符合自然变化规律的办法帮助民众适应天地的灾变。所以,形体有疾病可以拯救,天地有灾变可以消除。

人的灾变生死,禀受于天地。阴邪所致的病,来得缓慢,痊愈也缓慢;阳邪所致的病,来得迅速,痊愈也迅速。阳病生于热邪,热邪就使人体松乏弛缓;阴病生于寒邪,寒邪就使人体挛曲拘急。寒邪侵伤害人体的下部,热邪伤害人体的上部,饮食之邪伤害人体的中部。人的动静,根源在于天地的变化。所以,认识了人体变化的人,会验证天地的变化;认识了天地变化的人,必定会验证人体的变化。天地的变化影响人体的变化,人体的变化符合天地的变化。明晓天地变化的顺和逆,就能测知人体的盛和衰。人体有千百种疾病,疾病有千百种证候,证候有千百种变化,这都是天地阴阳的顺与逆所产生的。如果能彻底探明这些奥义,就如同神圣了!

2. 释讲　本篇是《中藏经》第一篇,开宗明义地提出概论:"人者,上禀天,下委地,阳以辅之,阴以佐之。天地顺则人气泰,天地逆则人气否。"这仅仅 30 个字之导论又分为三个层次:①"人,上则秉受于天、下则连属于地",天→人←地,人与天地相应;②"天的阳气辅助人,地的阴气滋养人",阳→人←阴,人与天地阴阳之气相应;③"天地之气调顺,人的气机就调适安和;天地之气逆乱,人的气机就闭塞紊乱"。天顺→人顺←地顺;天气逆乱→人气逆乱←地气逆乱。人与天地之气顺逆相应。

"人与天地相应"思想,自《内经》始即已引进医学领域。《素问·宝命全形论》曰:"人以天地之气生,四时之法成。"因而,《素问·四气调神大论》确认:"阴阳四时者,万物之终始也,生死之本也,逆之则灾害生,从之则苛疾不起,是谓得道。"嗣后,历代医家均从整体观念出发,无论养生与治病,都强调人必须顺应自然。所以,"人与天地相应"是中医理论之主导思想和立论根基。然而,纵观历代医籍,唯《中藏经》第一句话就这一主导思想言之最全面、最透彻,如此简单 30 个字即挈起全书之总纲,引领、统率全书诸论,理法方药一一据此展开。

本论在导论之后,进而采用取类比象、逻辑推理、归纳总结之方法阐释"人与天地相应"思想:

取类比象

(1)既然"人者,上禀天,下委地",则天地之常,可类比人体之常:①天地之常态:"四时五行,寒暄动静";人体之常态:"四肢五脏,呼吸寤寐"。②天地之常行:"喜为雨,怒为风,结为霜,张为虹";人体之常行:"精气流散,行为荣,张为气,发为声"。③天地之常规:"阳施于行,阴慎

孙光荣释译中藏经

于精"；人体之常规："阳施于行，阴慎于精"。

（2）既然"人者，上禀天，下委地，阳以辅之，阴以佐之，天地顺则人气泰，天地逆则人气否"，则天地阴阳变化之通塞，可类比人体阴阳变化之顺逆：①天地阴阳变化之顺逆："五纬盈虚，星辰差忒，日月交蚀，彗孛飞走（天地之灾怪）。寒暄不时（天地之蒸否），土起石立（天地之痈疽），暴风聚雨（天地之喘乏），江河耗竭（天地之枯焦）。"②人体阴阳变化之顺逆："蒸而热发，否而寒生，结作瘿瘤，陷作痈疽，盛而为喘，减而为枯，彰于面部，见与形体。"③消除天地灾怪："化之以道，佐之以事。天地有可去之灾"；祛除人体疾病："决之以药，济之以针。形体有可救之病。"

逻辑推理

（1）因为"人者，上禀天，下委地，阳以辅之，阴以佐之，天地顺则人气泰，天地逆则人气否"，所以"人之动止，本乎天地"；"人之危厄生死，禀于天地"。

（2）因为"阳以辅之，阴以佐之"，而"阳施于行，阴慎于精，天地之同也"，所以"阴之病也，来亦缓而去亦缓；阳之病也，来亦速而去亦速。阳生于热，热而舒缓；阴生于寒，寒而拳急。寒邪中于下，热邪中于上，饮食之邪中于中"。

总结归纳

（1）"知人者有验于天，知天者必有验于人。天合于人，人法于天。见天地逆从，则知人盛衰。"

（2）"人有百病，病有百候，候有百变，皆天地逆从而生。苟能穷乎此，如其神耳！"

由此可见，本篇以人法于天地为主旨，系统论述如下三点：

第一，由于人禀天、委地，则人之危厄生死禀于天地、人之动止本乎天地，故人必须顺应自然变化。

第二，由于百病、百候、百变皆天地逆从而生，故养生治病均必须认识和掌握自然变化之规律。

综上所述，若要读懂、读透《中藏经》，需要掌握三个方法：①用文字学之方法逐字逐句扫清阅读障碍，基本做到能直译全文，并明晰每个自然段之意涵；②用据文析理之方法，解析原文取类比象、逻辑推理、总结归纳等内容；③用联系贯通、比较分析之方法，结合临床实际提炼全文要旨，用以指导临床。此三法亦适用研读其他中医药经典著作，而对真伪杂糅、文字古奥的《中藏经》则尤为适用。

四、千古之密：《中藏经》学术思想考析

《中藏经》既是真伪杂糅之书，为何历代学者相继重视而孜孜不倦以求之？究其底蕴，"完全同意孙光荣研究员执笔的《中藏经校注·后记》中的说法：'医籍传世与否，自当首重学术价值。若学伪术伪，则虽非伪托亦终不传，若学真术真，则虽伪托亦终不可不传。《中藏经》因伪托华佗之名蒙尘千载而终传于世者，盖其学术思想渊源于《内》《难》，而又以脉证形气决生死，以脏腑辨证为中心独树一帜，实乃自《内》《难》以降，理法方药俱备之最完整之医经"[9]。

正因如此，历代学者在考究《中藏经》真伪杂糅之时，亦高度肯定其学术之真。举如：楼钥在《攻媿文集》的《中藏经·跋文》中云，"虽不敢以为真元化之书，若行于世，使医者得以习读之，所济多矣"；冯梦祯在《快雪堂集》之《中藏经·跋文》中云，"此三卷二万余言，为秘论名方，是活人寿世而希传者耶"；日本人三宅玄甫曰："宜与《难经》并行也，实《内经》之羽翼，《本草》之舟楫也。司命之家，其一日可缺乎"；周学海更在《新刊中藏经》序中大声疾呼："三代以后，医学之盛莫如汉。前有阳庆、淳于意，后有仲景、元化，盖四百余年得四医圣焉。阳庆、淳于意无遗书，仲景方论到两晋已散佚，叔和搜辑成编，绵绵延延，至于今日，若在若亡，独华氏书晚出而最完。顾或以晚出伪之。观其书，多详脉证，莫非《内经》之精义要旨，而又时时补其未备，不但文章手笔非后人所能托，其论脉论证，至确至显，繁而不泛，简而不略，是熟于轩岐诸书而洞见阴阳血气升降虚实之微者，非知之真，孰能言之凿凿如此？"

诚然，《中藏经》以脏腑脉证为中心，广搜而精选《内经》《难经》以及上古医籍之中论阴阳、析寒热、分虚实、辨脏腑、言脉证之理，撰诸大旨而融会贯通，条分缕析且发挥蕴奥，最早形成以脉证为中心之脏腑辨证学

说，奠定脏腑辨证理论之基础，为中医明经正道，厥功甚伟。所蕴含之学术思想确实全面、完整、系统、精辟，可谓上继古典，下启新派，是为千古之密。

《中藏经》学术思想包括：①指导思想为"天人相应"，提出"阴阳否格、上下不宁"病机学说；②诊断思想为重"形证脉气"，创立"寒热虚实生死逆顺"脏腑辨证八纲；③治疗思想为"从顺其宜"，倡导"调平阴阳、水火相济"之大法；④学术观点为"贵阳贱阴"，启迪扶阳温补之医学流派。

（一）基于"天人相应"之指导思想，总结"阴阳否格'、"上下不宁"之病机学说

《中藏经》以"人与天地相应"为指导思想，明确指出"人者，上禀天，下委地，阳以辅之，阴以佐之"；"人之动止，本乎天地"；"天合于人，人法于天"；"人之百病，病之百候，候之百变，皆天地阴阳逆从而生"。

然则，阴阳逆从何以为病？《阴阳大要调神论第二》曰："阴阳平，则天地和而人气宁；阴阳逆，则天地否而人气厥。"此则本于《素问·生气通天论》"阴平阳秘，精神乃治；阴阳离决，精气乃绝"之旨。而阴阳者，气血也，上下也，虚实也。故《中藏经》以《阴阳否格论第六》《寒热论第七》《虚实论第八》《上下不宁论第九》《脉要论第十》诸篇论述病机。

"阴阳否格"者，谓气机不从顺也。《素问·六微旨大论》曰，"非出入，则无以生长壮老已；非升降，则无以生长化收藏。是以升降出入无器不有"，而"出入废则神机化灭，升降息则气立孤危"。而气有阴阳之分，阴阳有否顺之机。阴阳否格，则诸病乃生。何谓"否格"？《中藏经》认为"否格者，谓阴阳不相从也"，"阳气上而不下曰否，阴气下而不上亦曰否；阳气下而不上曰格，阴气上而不下亦曰格"。如何结合临床辨识"否格"之病机？《中藏经》曰："阳奔于上则燔脾肺，生其疸也，其色黄赤，皆起于阳极也。阴走于下则冰肾肝，生其厥也，其色青黑，皆发于阴极也。疸为黄疸也，厥为寒厥也，由阴阳否格不通而生焉。"如何治疗"否格"之证呢？《中藏经》曰："阳燔则治以水，阴厥则助以火，乃阴阳相济之道耳。"由此可以初窥《中藏经》病机学说与治疗思想，而从"阴阳否格"入手论述病机，可谓提纲挈领。

"寒热"者,病机也。《中藏经·寒热论第七》曰:"阳不足则先寒后热;阴不足则先热后寒。又上盛则发热;下盛则发寒。"总括之,则曰"阴阳相胜"。

"虚实"者,病性也。《中藏经》就"病有脏虚脏实、腑虚腑实,上虚上实、下虚下实"总论而又分论之,本于《内》《难》而全于《内》《难》,论寒热虚实,可谓要而不略。

"上下"者,病位也。脏腑之位有上下之序,五行制化有母子之系。而母子者,亦上下也。故一脏受病而累及他脏之病机,《中藏经》以"上下不宁"喻之。如"脾上有心之母,下有肺之子。心者,血也,属阴;肺者,气也,属阳。脾病则上母不宁,母不宁则为阴不足也,阴不足则发热。又脾病则下子不宁,子不宁则为阳不足也,阳不足则发寒。脾病则血气俱不宁,血气不宁则寒热往来,无有休息。故脾如疟也"。若此,则脏腑受病之传移变化,五行生克之制化机变,均涵于上下不宁论中矣。《中藏经》论病位及其变移之意义,可谓发前人之所未发。

气血者,阴阳也,亦病机之所本也。《中藏经·脉要论第十》曰:"脉者,乃气血之先也。气血盛则脉盛,气血衰则脉衰,气血热则脉数,气血寒则脉迟,气血微则脉弱,气血平则脉缓。"故以脉象察病机,为《中藏经》之一大特色。

(二)据以"形证脉气"确立诊断思想,创立"寒热虚实生死逆顺"脏腑辨证八纲

中医学之辨证方法众多,而以"阴阳、寒热、表里、虚实"为公认之"八纲"。而究其源起,八纲辨证是孕育于《内经》,滥觞于仲景。方隅《医林绳墨》云:"仲景治伤寒,着三百九十七法,一百三十三方……然究其大要,无出乎表里虚实阴阳寒热,八者而已。"直至明·张景岳《景岳全书·传忠录》,以阴阳二纲统表里寒热虚实"六变",方使八纲成为统一之辨证纲领,且以"阴阳"为其总纲,推衍于各种辨证方法,相沿运用至今。

世所鲜知者,《中藏经》源于《内》《难》而异流,以形证脉气为依据确立诊断思想,创立"脏腑辨证八纲",曰"虚实寒热生死逆顺",辨病机定性为寒、热、虚、实,辨病势预后为生、死、逆、顺,开脏腑辨证之先河。"《内

经》《难经》《伤寒杂病论》已经具有脏腑辨证的萌芽，但真正使之系统化，应当说肇始于《华氏中藏经》"[10]。

《中藏经》指出："夫人有五脏六腑，虚、实、寒、热、生、死、逆、顺，皆见于形证脉气，若非诊察，无由识也。"其脏腑辨证八纲之学术思想十分明确，独具特色。兹列述如次：

(1)指导思想——天人相应。认为"天合于人，人法于天"；百病、百候、百变，"皆天地阴阳逆从而生"。

(2)生理观点——脏腑中心、阴阳平衡。认为"天地有阴阳五行，人有血脉五脏；阴阳平，则天地和而人气宁；阴阳逆，则天地否而人气厥"。

(3)病机观点——阴阳否格、上下不宁。认为"否格者，谓阴阳不相从也"，而"寒热乃阴阳相胜，脏腑有虚实之变"。

(4)辨证要旨——判定顺逆、决断生死。认为"生死致理，阴阳中明；从逆之兆，亦在乎审明"。

(5)辨证依据——形、证、脉、气。

(6)辨证方法——脏腑辨证。

(7)辨证纲领——虚、实、寒、热、生、死、逆、顺。

核之原文，自第二十二论至第三十二论，均以形、证、脉、气为依据，以虚、实、寒、热、生、死、逆、顺为纲领进行脏腑辨证。例如：《论肝脏虚实寒热生死逆顺之法第二十二》依次论述：①肝之生理，即与胆为表里，其经为足厥阴少阳，旺于春，嫩而软、虚而宽为正常之肝气，弦为肝之正常脉象；②平脉、病脉；③以脉象而分虚实和太过、不及；④太过、不及诸证；⑤肝病之脉、证、形、气，以此而辨虚实寒热，依次辨识肝实、肝虚、肝积、肝寒、肝热、肝冷诸候，并决生死逆顺。

《中藏经》是以形证脉气为中心辨识脏腑病证最早之著作。纵览医籍，凡虚实寒热之辨者，汗牛充栋；而决生死逆顺者，凤毛麟角。《中藏经》则将决生死逆顺列为辨证之纲，明断其病证"不治""死""几日死""十死不治"，或断"可治""不妨""不治自愈"，辞确言明。

(三)主以"从顺其宜"之治疗思想，倡导调平阴阳、水火相济之大法

中医之治法千变万化，但其总则不外《内经》所言正治、反治、扶正祛

邪、补偏救弊、因人因时因地制宜,察其阴阳所在而调之,以平为期。而《中藏经》所论治法,既遵从《内经》之旨,又有所创造发挥:调平阴阳、水火相济。《中藏经·水法有六论第十五》曰:"病起于六腑者,阳之系也";《中藏经·火法有五论第十六》曰"病起于五脏者,皆阴之属也"。由此可见,《中藏经》之诊法固以脏腑辨证为准绳,《中藏经》之治法亦以脏腑阴阳为依归。

然则,如何救治脏腑诸病证?《中藏经·阴阳大要调神论第二》提出治疗总则:"阴阳相应,方乃和平。阴不足则济之以水母,阳不足则助之以火精。"确立"调平阴阳、水火相济"之大法。

所以,"水法"云:"喜其通者,因以通之;喜其塞者,因以塞之;喜其水者,以水济之;喜其冰者,以冰助之。"

"火法"亦云:"喜其汗者汗之,喜其汤者汤之。"

《中藏经·五脏六腑虚实寒热生死逆顺之法第二十一》继之曰:"虚则补之,实则泻之,寒则温之,热则凉之,不虚不实,以经调之。此乃良医之大法也。"

《中藏经·论诸病治疗交错致于死候第四十七》更推而广之,分论"有宜汤者,有宜丸者,有宜散者,有宜下者,有宜吐者,有宜汗者,有宜灸者,有宜针者,有宜补者,有宜按摩者,有宜导引者,有宜蒸熨者,有宜暖洗者,有宜悦愉者,有宜和缓者,有宜水者,有宜火者。种种治法,岂能一也!"

或曰:如此种种治法,皆"正治"之法,何以《中藏经》未详"反治"之法?盖《中藏经》既以"虚实寒热生死逆顺"为脏腑辨证之八纲,则"反治"之法则施于真寒假热、真热假寒、真虚假实、真实假虚之证候,已寓于"不宜"之中矣。故《中藏经·论诸病治疗交错致于死候第四十七》详明"可汗而不汗,合吐而不吐,当灸而不灸,当针而不针,宜导引而不导引,宜按摩而不按摩,宜蒸熨而不蒸熨,宜暖洗而不暖洗以及不当下而下,不当汗而汗,不当吐而吐,不当灸而灸,不当针而针,不当导引而导引,不当按摩而按摩,不当蒸熨而蒸熨,不当暖洗而暖洗,不当悦愉而悦愉,不当和缓而和缓"等误治之弊。又以脉证为据戒之勿汗、勿下、勿吐、勿针、勿灸、勿导引、勿按摩、勿蒸熨、勿暖洗、勿悦愉、勿和缓之诸病候，曰"顺此者生，逆此者死耳"。全面系统，正反详明。

《中藏经》治疗大法"水法""火法"之主导思想为何？《中藏经·水法有六论第十五》曰："病者之乐慎勿违背，亦不可强抑之也。如此从顺，则十生其十，百生其百，疾无不愈矣。"《中藏经·火法有六论第十六》亦曰："温热汤火，亦在其宜，慎勿强之。如是则万全万当。"《中藏经·论诸病治疗交错致于死候第四十七》归结之曰："大凡治疗，要合其宜。"故《中藏经》之治疗思想是"从顺其宜"。

根据"从顺其宜"之治疗思想而确立"调平阴阳、水火相济"之大法。此乃因"水火者，阴阳之征兆"也，故《中藏经》以"水法""火法"统万法，并明确指出："水火之法，真阴阳也。治救之道，当详明矣。"

(四)宗以贵阳贱阴之学术观点，启迪扶阳温补之医学流派

《中藏经》对于《内经》阴阳学说不仅有归纳、有继承，而且有创新、有发展。其"贵阳贱阴"之学术思想，即为又一特色，实有启迪后世扶阳温补学派之功。

"贵阳贱阴"思想由来久矣！自《周易》始，即以天地类比而定阴阳贵贱之位。《周易·系辞上》曰："天地尊卑，乾坤定矣，卑高以陈，贵贱位矣。"此种观点与老子坤柔守静观点同时渗入《内经》，后世医家发挥则各有侧重：主阴者，以"水善火恶，泻心火溢肾水"为宗旨，成河间、丹溪一派；主阳者，以"阳生阴杀，温补脾肾"为圭臬，成元素、东垣一派。《中藏经》则推崇"贵阳贱阴"思想，《阴阳大要调神论第二》集中论述，曰："天者阳之宗，地者阴之属；阳者生之本，阴者死之基。"故"得其阳者生，得其阴者死；阳中之阳为高真，阴中之阴为幽鬼。故钟于阳者长，钟于阴者短"；"顺阴者多消灭，顺阳者多长生。逢斯妙趣，无所不灵"。因之，强调"阴常宜损，阳常宜盈"。

然而，既云"阴阳相应，方乃和平"，又何以言"得阳者生，得阴者死"？为何"阴常宜损，阳常宜盈"？《素问·生气通天论》曰："凡阴阳之要，阳密乃固。"气者生之本，气者，阳也。证之于临床，气绝者，必亡阳；救逆者，必回阳，故曰"盖阳为生之本，阴乃死之基"，遂有"分阴未尽则不仙，

分阳未尽则不死"之说。由是可知,"得阳者生,得阴者死",因之"阴常宜损,阳常宜盈",此乃顾惜真阳以作为养生救逆之基本法则。且揆诸阴阳之大要,则先天因气以化形而阳生阴,后天因形以化气而阴生阳,无论先天后天,唯真阳之火,乃生命之根本。

自《中藏经》弘扬"贵阳贱阴"思想之后,继之者代不乏人。张元素"以扶护元气为主,谓类王道"(杜思敬《济生拔萃》);李东垣提出"阳主生,故寿;阴主杀,故夭"(《脾胃论·阴阳寿夭论》);薛立斋私淑易水而重温补,故特加意于"火"之一字;张介宾则对"阳贵阴贱、阳先阴后"思想发挥之,《景岳全书》谓"凡通体之温者,阳气也;一生之活者,阳气也;五官五脏之神明不测者,阳气也。得阳则生,失阳则死;阳惟畏其衰,阴惟畏其盛"。可见《中藏经》"贵阳贱阴"思想对后世扶阳温补之医学流派启迪甚巨且又影响深远。

综上所述,《中藏经》以"阴阳"统领寒热、上下、虚实、气血,而创立百病之病机学说为"阴阳否格""上下不宁"。源出《内》《难》,而所论更全面、简洁、扼要,其指导思想则基于"天人相应"。

《中藏经》以形证脉气为依据,创立"虚实寒热生死逆顺"脏腑辨证八纲。揆诸大要是:①《中藏经》脏腑辨证八纲与通用之辨证八纲有同有异。均本于阴阳,辨其寒热虚实,是其同;《中藏经》因肝与胆、心与小肠、脾与胃、肺与大肠、肾与膀胱之间已是脏腑表里之关系,逐一论之,并单论三焦,故未列表里,通用之辨证八纲可覆盖所有病证之辨识,而《中藏经》脏腑辨证八纲专门适用于脏腑辨证。②《中藏经》脏腑辨证八纲首次将"生死逆顺"列入辨证之纲要,将辨识病势、判断预后纳入诊断范畴,充分体现中医明顺逆以补偏救弊、决生死以趋吉避凶之"治未病""救死扶伤"之思想。③《中藏经》脏腑辨证八纲讲究形、证、脉、气,尤其重视脉诊与闻诊(声音、气味)。④《中藏经》脏腑辨证指导临床,一是明病证,二是决生死。⑤提出"从顺其宜"之治疗原则,确立治疗大法,以水法、火法调平阴阳。⑥倡导"贵阳贱阴"思想,启导崇阳、扶阳、壮阳之学。

五、千古之奇:《中藏经》医疗经验撮要

《中藏经》阐释医理简明,临证思辨清晰,治疗大法简明,组方用药简

便,切合临床实用,撮其医疗经验之要领,则于中医临证大有启迪。

（一）始终把握医疗之本:调平阴阳

《中藏经》揭示阴阳本质,提出养生与治疗大法,医者由此应认知调平阴阳为中医医疗之本。

近百年来,由于西学东渐,中医中药逐渐自觉或不自觉的套用西医西药模式,致使中医临证思维逐步西化、淡化、虚化、玄化,则中医特色优势必然弱化。其实,中医西医乃各具特色优势之不同医学体系。就治疗学而言,西医源自解剖学基础而发展,重点在于寻求致病因子及其病变之精确定位,而后运用对抗性思维,采用对抗性方式(药物、手术)消除致病因子以治病。中医源自"人法于天地"("天人合一")之理念而发展,重点在于寻求引起人体阴阳失衡之外因、内因、不内外因及其病变影响整体之证候,而后运用包容性思维,采用调燮阴阳的方式(内治、外治)提高自身抵抗力以祛病。所以,西医诊治乃"人所生之病",中医诊治乃"所生病之人"。因而中医临证,必须始终把握医疗之本:调平阴阳。

万物生死,本乎阴阳;养生之秘,和于阴阳;为医之要,调燮阴阳。《中藏经·阴阳大要调神论第二》揭示阴阳本质及其运动规律:"天者阳之宗,地者阴之属。阳者生之本,阴者死之基""阴阳相应,方乃和平"。所以,"生死至理,阴阳中明":"多热者阳为主,多寒者阴之根。阳务其上,阴务其下;阳行也速,阴行也缓;阳之体轻,阴之体重。阴阳平,则天地和而人气宁;阴阳逆,则天地否而人气厥";而且应知晓"阳始于子前,末于午后;阴始于午后,末于子前。阴阳盛衰,各有其时,更始更末,无有休息,人能从之亦智也"。因之,提倡"春首养阳,秋首养阴";尤应注意"阳勿外闭,阴勿内侵""水火通济,上下相寻。人能循此,永不湮沉"。

由此可见:阴阳,性有寒热,务有上下,行有速缓,质有轻重,盛衰有时,更始有序。所以,养生者当重春秋之首,为医者须察逆顺之机。必须深刻认知脉有轻重之分,候有盛虚之别,证有旦夕朝暮之变化,治有水火济助之盈损。一言以蔽之,阴阳之道,贵在和平,阴阳平衡,方可安宁。无论养生、医疗之法千变万化,临证应把握调平阴阳这一根本。

（二）始终把握辨证之要：认清常变

中医诊断之过程即辨证思考之过程，中医诊断之高下即辨证思考之高下。《中藏经》针对脏腑诸病证，首创"虚实寒热生死逆顺"之脏腑辨证八纲，但如何运用此八纲？通观《中藏经》全书之后发现，关键在于始终把握"形证脉气"之常与变。常者，平也，顺也；变者，异也，逆也。

中医诊断之参数源自望、闻、问、切"四诊"。诚然，现代医学先进之诊断方法与器械可以延伸望诊、闻诊、切诊，但病患者之精气神，至今尚无任何现代方法与器械可以替代真正中医之"四诊"。而《中藏经》在继承基础上扣紧"常变"关键创新中医"四诊"，首重切诊中之脉诊，次则望诊、闻诊、问诊，既明其"常"，亦知其"变"，为辨证提供依据，使后世医者可望掌握辨证之要。

例如，《中藏经·脉要论第十》论脉诊，则明确指出：

基本原理："脉者，乃气血之先（先兆，前导）"。

基本"常脉"："气血盛则脉盛，气血衰则脉衰；气血热则脉数，气血寒则脉迟；气血微则脉弱，气血平则脉缓"；"长人脉长，短人脉短；性急则脉急，性缓则脉缓"。

基本"变脉"："反此（上述常脉）者逆，顺此者从也"。

按部位辨脉象：阴阳消息（寒热虚实生死逆顺），按照脉诊部位辨识。例如，"数（气血热则脉数）在左寸（心、小肠）。得之浮者，热入小肠；得之沉者，热入于心。余皆仿此"。

《中藏经》所述"四诊"之常与变举例如下（其中有仅述变脉者）：

1. 脉诊之常与变

（1）阳脉、阴脉。①常脉："阴家脉重，阳家脉轻"；②变脉："阳病阴脉则不永，阴病阳脉则不成"。

（2）阳厥、阴厥：①阳厥常脉与变脉："举按有力者生，绝者死"；②阴厥常脉与变脉："举指弱，按指大者生，举按俱绝者死；一身悉冷，额汗自出者亦死"。

（3）阳热、阴寒：①阳热，"数在上（寸），则阳中之阳也；数在下（尺），则阴中之阳也"；"数在中（关），则中热"。②阴寒，"迟在上，则阳中之阴也；迟在下，则阴中之阴也"；"迟在中，则中寒"。

（4）脏实、脏虚：①脏实，"举按俱盛者，实也。又，长、浮、数、疾、洪、紧、弦、大，俱曰实也，看在何经，而断其脏也"；②脏虚"举指而活，按之而微，看在何部，以经断其脏也。又，按之沉、小、弱、微、短、涩、软（濡），俱为脏虚也"。

（5）腑实、腑虚：①腑实，"浮而实大者是也"；②腑虚，"轻手按之得滑，重手按之得平，此乃腑虚也"。

（6）上实、上虚：①上实，"左右寸口沉、结、实、大"；②上虚，"左右寸脉（口）弱而微者，上虚也"。

（7）下实、下虚：①下实，"左右手脉，尺中脉伏而涩者，下实也"；②下虚，"左右尺中脉滑而涩者，下虚也。病人脉微、涩、短、小，俱下虚也"。

2. 望诊之常与变

（1）阳候、阴候：①"阳病则旦静，阴病则夜宁"；②"阳虚则暮乱，阴虚则朝争"。

（2）阳厥、阴厥：①阳厥，"四肢不收""颊赤心烦""双睛似火，一身如烧"；②阴厥，"一身拘急，四肢拳挛，唇青面黑，目直口禁""头颔摇鼓，腰脚沉重"。

（3）阳热、阴寒：①阳热，"寒而颊赤多言者，阳中之阴邪也"；②阴寒，"热而面青多言者，阴中之阳邪也；寒而面青多言者，阴中之阴邪也"。

（4）脏实、脏虚：①脏实，"唇舌肿胀""悲喜时来，或自萎弱，或自高强"；②脏虚，"皮毛憔悴，肌肉皱皴""行步喘促，精神不收"。

（5）腑实、腑虚：①腑实，"头痛目赤"；②腑虚，"肌肉肿胀"。

（6）上实、上虚：①上实，"涕唾稠黏"；②上虚，"颊赤""举动颤栗""唇焦口干，喘乏无力，面少颜色，颐颔肿满"。

（7）下实、下虚：①下实，"腰脚沉重"；②下虚，"行步艰难"。

3. 问诊之常与变

（1）阳厥、阴厥：①阳厥，"素不能者乍能，素不欲者乍欲，登高而歌，弃衣而走，狂言妄语，不辨亲疏，发躁无度，饮水不休""叫呼昏冒，不省人事，疼痛不知去处"；②阴厥，"暴哑卒寒""心腹满痛""悲忧惨戚，喜怒无常"。

（2）阳热、阴寒：①阳热，"发热于下，则阴中之阳邪也；发热于上，则阳中之阳邪也"；②阴寒，"寒起于上，则阳中之阴邪也；寒起于下，则阴中之阴邪也"。

（3）脏实、脏虚：①脏实，"饮食过多，大小便难，胸膈满闷，肢节疼痛，身体沉重，头目昏眩"，"咽喉闭塞，肠中气急，皮肉不仁""偶作寒热"；②脏虚，"肠鸣气走，足冷手寒，食不入胃，吐逆无时"。

（4）腑实、腑虚：①腑实，"皮热骨寒，手足舒缓，血气壅塞，丹瘤更生，咽喉肿痛（轻按之痛，重按之快），饮食如故"；②腑虚，"皮肤瘙痒""饮食不化，大便滑而不止"。

（5）上实、上虚：①上实，"胸膈痞满，头目碎痛，饮食不下，脑项昏重，咽喉不利"；②上虚，"心松"。

（6）下实、下虚：①下实，"大小便难，饮食如故""脐腹疼痛"；②下虚，"大小便难，饮食进退，腰脚沉重，如坐水中""气上奔冲，梦寐危险"。

4. 闻诊之常与变

（1）阳候、阴候：①"阳候多语""多语者易济"；②阴厥："语言謇涩""阴候无声""无声者难荣"。

（2）脏实、脏虚：①脏实，"暴生喘乏"；②脏虚"语声破散"。

（3）腑实、腑虚：（阙如）。

（4）上实、上虚：①上实（阙如）；②上虚，"喘乏无力"。

（5）下实、下虚：①下实（阙如）；②下虚，"语声嘶哑"。

（三）始终把握脏腑辨证八纲：注重"形证脉气"

举例：辨肝脏虚实寒热生死逆顺脉证。

1. 基本脉证　①脉弦长为平；②脉虚而弦为"太过"（主病在外，症见善忘，忽忽眩冒）；③脉实而微为"不及"（主病在内，症见胸痛，引两胁胀满）。

2. 肝脏诸病脉证　肝气实：引两胁下痛，（痛）引小腹，喜怒，梦山林茂盛。

肝气虚：如人将捕之，梦花草茸茸。

肝气逆：头痛，耳聋，颊赤（或肿），脉沉急或兼见浮脉。

（兼见脉证：此种脉象可兼见胁肋满，小便难，目眩；脉急且数，恶言；脉微急，气在胸胁下；脉缓，呕逆；脉微缓，水痹；脉大急，内痛吐血；脉微大，筋痹，消瘅；脉小，多饮；脉滑甚，癩疝；脉微滑，遗溺；脉涩甚，流饮；脉微涩，抽搐转筋。）

肝之积：积气在胁，久不去，发为咳逆或咳疟。

肝中寒：两臂痛不能举，舌本燥，多太息，胸中痛，不能转侧，脉左关上迟而涩。

肝中热：喘满，多怒，目痛，腹胀满，不嗜食，所作不定，睡中惊悸，眼赤视不明，脉左关阴实。

肝虚冷：胁下坚痛，目盲，臂痛，发寒热如疟状，不欲食，妇人月水不来而气急，脉左关上沉而弱。

3. 肝病决死脉证　肝病则头痛，胁痛，目眩，肢（疑为"腹"）满，囊缩，小便不通，十日死。

身热恶寒，四肢不举，其脉当弦长而急，反短而涩，乃金克木，十死不治。

（四）始终把握病证逆变趋势：决断死候

通观全书，《中藏经》以决生死逆顺为诊断之要旨，是因"有诸内必形诸外"，故见外可以知内，察声色、辨形证、探脉气以明病证之平、病、变，进而决生死，由此而预见可治不可治、权衡当治不当治、避免妄治与误治。因此，把握病证逆变之趋势，决断死候则永不失为医者必知之法。

《中藏经》"决死候"之法大多以望诊、脉诊为依据而决生死，确为卓识宏论，但亦有以五行生克等学说为凭借而推论者，对此种推论既不可全信而据以"决死候"，亦不可断言其不足征信。至于其中所言之"死"，含义有二：一为"难治"，二为"不寿"，未可概以"必死不治"视之。

1. 决死候之基本概念　①《中藏经·寒热论第七》："阴中之阴者，一生九死；阳中之阳者，九生一死"；②《中藏经·论诊杂病必死候第四十八》："夫人生气健壮者，外色光华，内脉平调。五脏六腑之气消耗，则脉无所依，色无所泽，如是者百无一生。"③《中藏经·生死要论第十三》：

"凡不病而五行绝者死,不病而性变者死,不病而暴妄语者死,不病而暴不语者死,不病而暴喘促者死,不病而暴强厥者死,不病而暴目盲者死,不病而暴耳聋者死,不病而暴痿缓者死,不病而暴肿满者死,不病而暴大小便结者死,不病而暴无脉者死,不病而暴昏冒如醉者死。"

2. 决死候法 《中藏经·论诊杂病必死候第四十八》《中藏经·察声色形证决死法第四十九》两篇专论决死候法,以望诊、闻诊及切诊所获知患者舌象、脉象以及声音、色泽、形体、气味等形、证、脉、气为依据,决断其病证之死后,共 116 条。

(1)《中藏经·论诊杂病必死候第四十八》

病瞪目引水,心下牢满,其脉濡而微者死。

病吐衄,泻血,其脉浮大牢数者死。

病妄言,身热,手足冷,其脉细微者死。

病大泄不止,其脉紧大而滑者死。

病头目痛,其脉涩短者死。

病腹中痛,其脉浮大而长者死。

病腹痛而喘,其脉滑而利,数而紧者死。

病四逆者,其脉浮大而短者死。

病耳无闻,其脉浮大而涩者死。

病脑痛,其脉缓而大者死。

左痛右痛,上痛下痛者死。

下痛而脉病者死。

病厥逆,呼之不应,脉绝者死。

病人脉宜大,反小者死。

肥人脉细欲绝者死。瘦人脉躁者死。

人脉本滑利,而反涩者死。

人脉本长,而反短者死。

人尺脉上应寸口太迟者死。

温病,三四日未汗,脉太疾者死。

温病,脉细微而往来不快,胸中闭者死。

温病，发热甚，脉反细小者死。

病甚，脉往来不调者死。

温病，腹中痛，下痢者死。

温病，汗不出，出不至足者死。

病疟，腰脊强急，瘛疭者死。

病心腹胀满，痛不止，脉坚大洪者死。

痢血不止，身热，脉数者死。

病腹满，四逆，脉长者死。

热病七八日，汗当出，反不出，脉绝者死。

热病七八日，不汗，躁狂，口舌焦黑，脉反细弱者死。

热病，未汗出，而脉大盛者死。

热病，汗出而脉未尽，往来转大者死。

病咳嗽，脉数，身瘦者死。

暴咳嗽，脉散者死。

病咳，形肥，脉急甚者死。

病嗽而呕，便滑不禁，脉弦欲绝者死。

病诸嗽喘，脉沉而浮者死。

病上气，脉数者死。

病肌热形瘦，脱肛，热不去，脉甚紧急者死。

病肠澼，转筋，脉极数者死。

病中风，痿疾不仁，脉紧急者死。

病上喘气急，四匝，脉涩者死。

病寒热、瘛疭，脉大者死。

病金疮血不止，脉大者死。

病坠损内伤，脉小弱者死。

病伤寒，身热甚，脉反小者死。

病厥逆，汗出，脉虚而缓者死。

病洞泄，不下食，脉急者死。

病肠澼，下白脓者死。

病肠澼,下脓血,脉悬绝者死。

病肠澼,下脓血,身有寒,脉绝者死。

病咳嗽,脉沉坚者死。

病肠中有积聚,脉虚弱者死。

病水气,脉微而小者死。

病水胀如鼓,脉虚小涩者死。

病泄注,脉浮大而滑者死。

病内外俱虚,卧不得安,身冷,脉细微,呕而不入食者死。

病冷气上攻,脉逆而涩者死。

卒死,脉坚而细微者死。

热病三五日,头痛身热,食如故,脉直而疾者,八日死。

久病,脉实者死。

又虚缓,虚微,虚滑,弦急者死。

卒病,脉弦而数者死。

凡此凶脉,十死十,百死百,不可治也。

(2)《中藏经·察声色形证决死法第四十九》

黑色起于耳目鼻上,渐入于口者死。

赤色见于耳目额者,五日死。

黑白色入口鼻目中者,五日死。

黑或如马肝色,望之如青,近则如黑者死。

张口如鱼,出气不反者死。

循摸衣缝者死。

妄语错乱及不能语者死;热病即不死。

尸臭不可近者死。

面目直视者死。

肩息者,一日死。

面青人中反者,三日死。

面无光,牙齿黑者死。

面青目黑者死。

面白目黑者，十日死。

面赤眼黄，即时死。

面黑目白者，八日死。

面青目黄者，五日死。

眉系倾者，七日死。

齿忽黑色者，三十日死。

发直者，十五日死。

遗尿不觉者，五六日死。

唇口乍干黑者死。

爪中青黑色死。

头目久痛，卒视不明者死。

舌卷卵缩者死。

面黑直视者死。

面青目白者死。

面黄目白者死。

面目俱白者死。

面目青黑者死。

面青、唇黑者死。

发如麻，喜怒不调者死。

发肩如冲起者死。

面色黑，胁满不能反侧者死。

面色苍黑，卒肿者死。

掌肿无纹，脐肿出，囊茎俱肿者死。

手足爪甲肉黑色者死。

汗出不流者死。

唇反人中满者死。

阴阳俱绝，目眶陷者死。

五脏内外绝，神气不守，其声嘶者死。

阳绝阴结，精神恍惚，撮空裂衣者死。

阴阳俱闭,失音者死。

荣卫耗散,面目浮肿者死。

心绝于臂,肩息回盷,目直者,一日死。

肺绝则气去不反,口如鱼口者,三日死。

骨绝,腰脊痛,肾中重,不可反侧,足膝后平者,五日死。

肾绝,大便赤涩,下血,耳干,脚浮,舌肿者,六日死。又曰足肿者,九日死。

脾绝,口冷,足肿胀,泄不觉者,十二日死。

筋绝,魂惊,虚恐,手足爪甲青,呼骂不休者,八九日死。

肝绝,汗出如水,恐惧不安,伏卧,目直面青者,八日死。又曰即时死。

胃绝,齿落面黄者,七日死。又曰十日死。

(五)始终把握治疗大法:水法火法

中医治疗大法是体现中医学治疗思想之大法则,对中医临证立法、处方、用药均有重要指导意义。以简约之言概括治疗大法由来尚矣! 自《内经》始。即别阴阳、分标本、定逆从、明正反、论补泻,扶正、祛邪;金元时期则有张子和之汗、吐、下三法;至明代,张景岳则列有补、和、攻、散、寒、热、因、固之新方与古方"八阵";程国彭则归结为汗、吐、下、和、温、清、消、补"八法"。发展至现代,则分为治则治法。其中,从整体把握治疗疾病规律、针对病情制订之治疗原则,称为"治则",例如:①治病求本,包括"正治"(寒者热之、热者寒之、虚则补之、实则泻之等)"反治"(热因热用、寒因寒用、塞因塞用、通因通用等)"急则治其标、缓则知其本";②扶正祛邪;③调燮阴阳,包括"损有余"("损其偏盛")"补不足"("补其偏衰");④因时、因地、因人制宜。在治则指导之下,针对具体病证制订之治疗方法,称为"治法",如上述之"八法":①汗法(解表法);②吐法(涌吐法);③下法(泻下法);④和法(和解法);⑤温法(温里法);⑥清法(清热法);⑦消法(消导法);⑧补法(补益法)。

治疗大法仅以"水法""火法"统括者,则明载于《中藏经》,全面、简明、古朴、实用,真无愧为"大法"也。

1. 水法 《中藏经·水法有六论第十五》在描述"皆生六腑"之病证后,曰:"喜其通者,因以通之;喜其塞者,因以塞之;喜其水者,以水济之;喜其冰者,以冰助之。病者之乐,慎勿违背,亦不可强抑之也。如此从顺,则十生其十,百生其百,疾无不愈矣!"

六腑为阳,火亦为阳,而"阳之盛也,阴必不盈",治疗大法当为"阴不足则济之以水母",遂以"水法"括之,题曰"水法有六论"。

水为阴,寒为阴。水法乃以寒治热,然亦包括"壮水之主,以制阳光"之意,统言"济之以水"。

逆者正治,从者反治。逆者正也,从者反也。病有寒热虚实,而寒热虚实有真假之别也。原文所谓"从""顺"者,乃以病者所欲而言之。故曰"病者之乐,慎勿违背,亦不可强抑之也"。究其大旨,皆属正治之法,而以病者喜乐辨其寒热虚实之真假。举如,"大实有羸状"而病者喜其通则通之,"至虚有盛候"而病者喜其塞则塞之;真寒假热而病者喜水者以水济之,喜其冰者以冰助之。

2. 火法 《中藏经·火法有五论第十六》在描述"病起于五脏"之病证后,曰:"喜其汗者,汗之;喜其温者,温之;喜其热者,热之;喜其火者,火之;喜其汤者,汤之。温热汤火,亦在其宜,慎勿强之,如是则万全其万。水火之法,真阴阳也,治救之道,当详明矣!"

五脏为阴,水亦为阴,而"阴之盛也,阳必不足",治疗大法当为"阳不足则助之以火精",遂以"火法"括之,题曰"火法有五论"。

火法亦强调"温热汤火,亦在其宜,慎勿强之"。究其大旨,亦皆属正治之法。而且始终本于阴阳之道而启导后人认知"水火之法,真阴阳也,治救之道,当详明矣"。

(六)始终把握组方用药要诀:精当合宜

明确治疗大法之后,即可组方用药。然而,组方用药之关键,既要讲究君臣佐使,又要讲究药物之相须、相使、相畏、相杀,还要讲究用药剂量之相宜、相当,更要讲究治疗手段与给药途径。凡此,历代医家临证经验可资借鉴者众矣!而唯有组方用药之大要在于明了治疗之宜忌,往往易于忽略。《中藏经·论诸病治疗交错致于死候第四十七》则辞确言明:

"夫病者,有宜汤者,有宜圆者,有宜散者,有宜下者,有宜吐者,有宜汗者,有宜灸者,有宜针者,有宜补者,有宜按摩者,有宜导引者,有宜蒸熨者,有宜澡洗者,有宜悦愉者,有宜和缓者,有宜水者,有宜火者,种种之法,岂能一也。若非良善精博,难为取愈。其庸下识浅,乱投汤丸,下汗补吐,动使交错,轻者令重,重者令死,举世皆然。"

1. 宜治(各种剂型与方法适宜之病证)13 种　汤可以荡涤脏腑,开通经络,调品阴阳,祛分邪恶,润泽枯朽,悦养皮肤,益充气力,扶助困竭,莫离于汤也。丸可以逐风冷,破坚癥,消积聚,进饮食,舒荣卫,开关窍,缓缓然,参合无出于丸也。散者,能祛风寒暑湿之气,摅寒湿秽毒之邪,发扬四肢之壅滞,除剪五脏之结伏,开肠和胃,行脉通经,莫过于散也。下则疏豁闭塞,补则益助虚乏,灸则起阴通阳,针则行荣引卫,导引则可以逐客邪于关节,按摩则可以驱浮淫于肌肉,蒸熨辟冷,暖洗生阳,悦愉爽神,和缓安气。

2. 失治(当治而不治所导致之病变)10 种　若实而不下,则使人心腹胀满,烦乱鼓肿。若虚而不补,则使人气血消散,精神耗亡,肌肉脱失,志意昏迷。可汗而不汗,则使人毛孔关塞,闷绝而终。合吐而不吐,则使人结胸上喘,水食不入而死。当灸而不灸,则使人冷气重凝,阴毒内聚,厥气上冲,分遂不散,以致消减。当针而不针,则使人荣卫不行,经络不利,邪渐胜真,冒昧而昏。宜导引而不导引,则使人邪侵关节,固结难通。宜按摩而不按摩,则使人淫随肌肉,久留不消。宜蒸熨而不蒸熨,则使人冷气潜伏,渐成痹厥。宜澡洗而不澡洗,则使人阳气上行,阴邪相害。

3. 误治(不当之治而治所导致之病变)11 种　不当下而下,则使人开肠荡胃,洞泄不禁。不当汗而汗,则使人肌肉消绝,津液枯耗。不当吐而吐,则使人心神烦乱,脏腑奔冲。不当灸而灸,则使人重伤经络,内蓄炎毒,反害中和,致于不可救。不当针而针,则使人气血散失,关机细缩。不当导引而导引,则使人真气劳败,邪气妄行。不当按摩而按摩,则使人肌肉膜胀,筋骨舒张。不当蒸熨而蒸熨,则使人阳气遍行,阴气内聚。不当淋洩而淋洩,则使人泾侵皮肤,热生肌体。不当悦愉而悦愉,则使人神失气消,精神不快。不当和缓而和缓,则使人气停意折,健忘伤志。

4. 勿治（各种病证不可采取之治疗方法）11 种　　凡脉不紧数，则勿发其汗。脉不疾数，不可以下。心胸不闭，尺脉微弱，不可以吐。关节不急，荣卫不壅，不可以针。阴气不盛，阳气不衰，勿灸。无客邪，勿导引。外无淫气，勿按摩。皮肤不痹，勿蒸熨。肌肉不寒，勿暖洗。神不凝迷，勿悦愉。气不急奔，勿和缓。顺此者生，逆此者死耳。

由此，可知"大凡治疗，要合其宜"。

由此，可知组方用药必须精当合宜。《中藏经·卷下·疗诸病药方六十八道》，可谓古今杂糅、鱼目混珠，前已陈述。本人于 20 世纪 80 年代对《中藏经》所附诸方，以赵孟頫手写本（60 方）为底本、日本奈须恒德校本（98 方）为参校本，进行为期 3 年之考订（《〈中藏经〉"疗诸病药方六十道"初考》，见《江西中医药》1988 年第 5 期），获得如下结果：

其一，华佗处剂（组方用药）之主要特点有三：①用药极简，且多采自民间方药（验方或草药）；②主治单一，针对性极强（因当时尚处于"识症投药"阶段）；③某些方药及其炮制方法难免带有"方士气"。

其二，拟定《中藏经》附方考订标准：①必须符合华佗处剂特点；②必须符合《本经》《名医别录》《吴普本草》《雷公炮制论》等早期本草专书著录之药名（现代无可考者可除外）；③必须符合《中藏经》正文之后附有提示之录方体例。据此甄别，从 158 方中获方 60 道。

其三，重订后，分为 8 类：祛疾延年类、治诸厥类、解毒急救类、治杂病类、治血证类、治妇人小儿类、治喉眼牙病类、治诸疮类。其中，一味药者 14 方、二味药者 18 方、三味药者 15 方、四味药者 10 方、五味药者 2 方、六味药者 1 方。

其四，凡复方者，其中必有一味药为针对主症、符合治法之主药，而其余之药，则为配合主药发挥相须，或相使，或相畏，或相杀作用之辅佐药，故华佗处剂可谓"心中有大法，笔下无死方"，组方严谨，药简效宏，给后世启迪殊深。

《中藏经》未列医案，即未以具体案例示范，而是示人以思想、以理念、以法则、以方略，此则足以证其为"经"也！执其圭臬，循其轨道，自可灵活运用于中医临床而获得继承创新之硕果！

综上所述，《中藏经》所呈现之医疗经验诚为可贵。主要有二：①以诊断言，贵在注重明察望闻问切所获资料之"常"与"变"；贵在以"虚实寒热生死逆顺"为纲辨识形证脉气之"常"与"变"而断脏腑病证；贵在以形证脉气决死候，预测病证之可治不可治，权衡当治不当治，避免妄治与误治。②以治疗言，贵在坚持"从顺其宜"之治则，贵在以水法、火法统万法；贵在明晰当治不当治之所在；贵在组方用药合宜、简单、精准、力专。

以上，均可体现华佗之遗意。

"华佗学说是中医学的精华，华佗学术永辉！"[11]

参考文献

[1]王晓萍.浅论《中藏经的学术价值及其对后世的影响》.湖北中医杂志：1997,19(4):10～11.

[2]王虹峥.《中藏经》源流考.江苏中医：1992,139(3):43～44.

[3]谭春雨.《中藏经》理论传承及成书时间探考.中医文献杂志：2009,1:33～35.

[4]彭静山.平津馆里的《华氏中藏经》.中医杂志：1980,692(8):69～70.

[5]尚启东.华氏《中藏经》辨伪.安徽中医学院学报：1982,2:36～38.

[6]刘炳凡.略论《华氏中藏经》学术思想渊源及其对后世的影响.湖南中医学院学报：1988,8(2):1～3.

[7]于晓,武冰,严季澜.《中藏经》简述《华氏中藏经之学术价值及影响.北京中医药：2008,27(5):353～354.

[8]李聪甫,刘祖贻,孙光荣.《中藏经校注》.北京：人民卫生出版社,1990:143.

[9]高文铸.华佗遗书.北京：华夏出版社,1995:6.

[10]陈大舜.简论《华氏中藏经》对脏腑辨证理论的贡献.辽宁中医杂志：1987,12:38～39.

[11]钱超尘,温长路.华佗研究集成.北京：中医古籍出版社.2007,8:6.